止血法の歴史

サミュエル・C・ハーヴィ 著
川満富裕 訳

時空出版

The History of Hemostasis

by

Samuel Clark Harvey, M.D.

Paul B. Hoeber, Inc. New York, 1929

献辞

外科の最善の伝統をその一生で体現したウィリアム・H・カーマルトに。

止血法の歴史　目次

凡例

・本書はサミュエル・クラーク・ハーヴィ著『止血法の歴史』の全訳である。また、ハーヴィが並読を勧めたサミュエル・クーパー著『臨床外科事典』の項目「出血」も巻末に訳出した。
・本書の章立ては原著通りだが、章題は一部変更した。
・原著にある明らかな誤りの一部はとくに断らずに訂正した。
・文中の（　）は原著者の付記、〔　〕は訳者の付記である。
・本書の文中で肩に数字を付した語句については、訳注と文献を稿末に別記した。原著には文献がないので、訳者が調査した文献を記載した。
・本文中の図版は原著にないものも参照のため収載し、すべての図版の原典を明記した。

序　文

歴史は織物である。人間と環境が縦糸と横糸になり、進歩と後退が模様を織りなしているので、歴史の織り地を一般学生が理解するのは容易ではない。歴史の分析方法として、特定の人物の研究つまり伝記が魅力的な方法だが、特定の時代を研究する方法もある。また、第三の方法として特定の事物を選んでその変遷を追跡する方法がある。医学史では傍流の方法だが、本書は第三の方法をとり、外科のいろいろな事物の中から止血をテーマに選んだ。

『憂鬱の解剖』(1)の著者デモクリトス二世が「花々からミツとロウ」を集めたように、止血の歴史を調べる際には私も情報を集めた。このようにいうと、私が実際より博学に見えるかもしれない。しかし、正直にいえば、本書は医学史家とくにオルバットの『内科と外科の史的関係』(2)から恩恵を受けている。これは洗練された本で、いつも教えられるところが多く、外科医だけでなく内科医もひそかにこの本を心の糧にしていると思う。また、オルバットの『ローマ時代のギリシア医学』(3)とギルバート・マレー編『ギリシアの遺産』(4)にあるチャールズ・シンガーの「ギリシア医学」も、現代人が受け継ぐべきギリシア人の卓越した知的活力を教えている。ノイブルガー、グールト、サートン、ギャリソンの著書も歴史研究には欠かせないもので、これらの歴史書の拾い読みには価値ある多くの証言をみつける大きな楽しみがある。

第一章　止血法のはじまり

外科の歴史はほとんどが技術の進歩の記録である。疼痛、出血、感染を克服できたのは技術が進歩したからである。その技術がなければ一九世紀後半の外科の進歩は起こらなかっただろう。消毒法は一九世紀半ばに開発され、麻酔法の開発はそれよりも二〇年ほど前のことにすぎないが、これらの歴史については開発に関わった人々が何度も語っている。一方、止血法はこれらより発展が遅れただけで、解剖生理の知識とともに発展し、麻酔法や消毒法とともに確立した。それにもかかわらず、止血法の歴史に関する論文は少なく内容も浅い。(1)

傷ついて出血することは多くの動物にとって明らかに重大な出来事である。襲撃するときは本能的に弱点を選んで攻め、防戦するときは同じところを守る。それゆえ、大プリニウス(2)はカバには静脈に中空のアシを突き刺して瀉血する知性があるとみなしたが、出血させて止血することを動物が意図的に行うとは思えない。ノイブルガーは「サル(3)は前肢を使って流血を止めようとする」と述べたが、こちらのほうがまだ信じられる。

原始人は出血に関する知識を深めることはなかったが、自分や環境に異変を起こすので出血には関心があった。狩人が獲物を射止めたり、戦士が敵を倒すと、赤い血潮が流れてすぐに死が訪れ、血液が黒く固まると魂が仮宿〔身体〕から抜け出る。原始人はこの素朴な連想から血液を命そのものとみなした。血液は原始人を襲う危険の漠然とした象徴になり、それが魔術、タブー、神話のはじまりになった。聖書によると、モーゼは次のように述べている。

祭司⑷は臨在の幕屋の入り口にある主の祭壇に家畜の血を注ぎかけ……食用となる動物や鳥を捕獲したなら、血を注ぎ出して土で覆う。すべての生き物の命はその血だからである。

この〔血液を命とみなす〕迷信はローマのアッティス教で神聖な儀式になり、人類学者のフレイザーは著書の『金枝篇』で次のように述べている〔図1〕。

帰依者⑸は洗礼に際して、黄金の冠をいただき髪紐を巻いて、木製の格子で入口を覆われた〔縦穴の〕土坑《どこう》の中へ降《くだ》って行く。次に花環で飾られ前頭部に黄金の一葉を輝かせた牡牛が格子の上に追いこまれ、聖化された槍で刺し殺される。生温かい鮮血が滝のように〔格子の〕孔隙から流れくだる。新人の帰依者は、その軀《からだ》その衣のあらゆる部分に、流れくだる鮮血を熱烈な信仰をもって受ける。やがて頭から足の先まで真赤に鮮血でぬれ、血をしたたらしながら坑《あな》から出て来ると、永遠の生命に甦《よみがえ》り牡牛の血によって罪を洗い浄められた者として同信の徒の尊敬を受ける、否、尊崇を受けるのである。

この血液を崇める迷信は魔術の黒い糸と宗教の赤い糸で科学的な外科を完全に絡め捕り、千年を経ても外科が迷信の呪縛から解放されることはなかった。

しかし、戦争、狩猟、日常労働の緊急事態では、止血が必要だった。血液の流出とともに生気が逃げるので、古代のギリシア・ローマの詩には出血を防ぐ試みが行われたことが繰り返し詠まれて

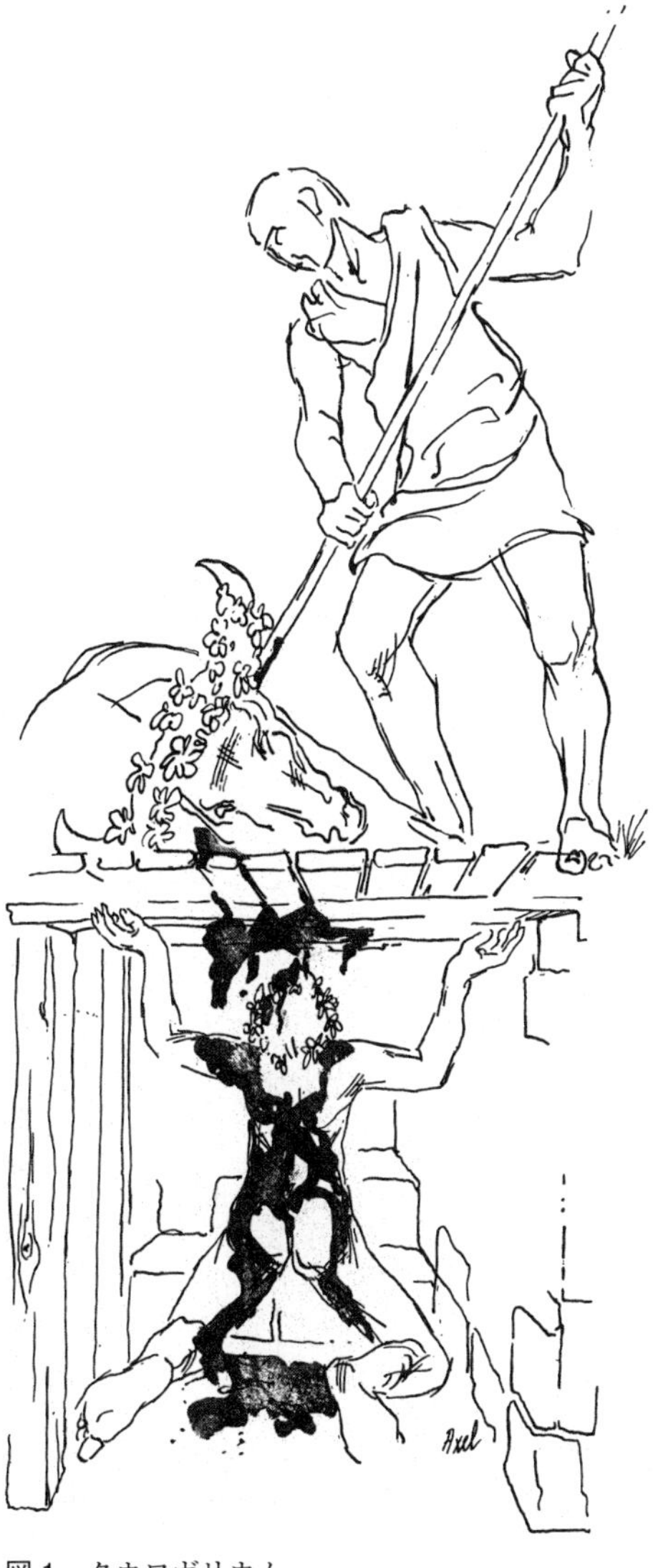

図１　タウロボリウム
Majno G: The Healing Hand. p. 402, 1975

いる。ホメロスの『イリアス』では、メネラオス〔トロイア戦争のギリシア軍副大将〕が帯のところで防具を射貫かれたとき、次のような治療が行われた。

(6)神さながらの医師マカオンは、金髪のメネラオスから矢を抜き取ろうとして矢が折れたので、帯を解き、傷から血を吸い出した後、父のアスクレピオスがかつて賢者ケイロンから好意のしるしに贈られた鎮痛剤を鮮やかな手際で傷口に塗り広げた。

ウェルギリウスの『アエネーイス』では〔図2〕、

(7)ここにウェヌスはいとし子の、痛みをさそう苦しみに、
胸を打たれてクレータの、イーダの山より母らしい、
心をこめて柔毛《にこげ》もつ、若葉に掩われ紫の、
花をいただく白鮮《はくせん》(8)の、茎をひともと取って摘む。
その薬効はその背《せな》に、飛ぶ矢が立つとき山に棲む、
雌山羊たちにもよく知られ、これをウェヌスは黒雲に、
顔をかくして持ちくだり、これを輝く縁《ふち》を持つ、
盤《ばん》に注いだ川水に、浸してこれに、人知らぬ、

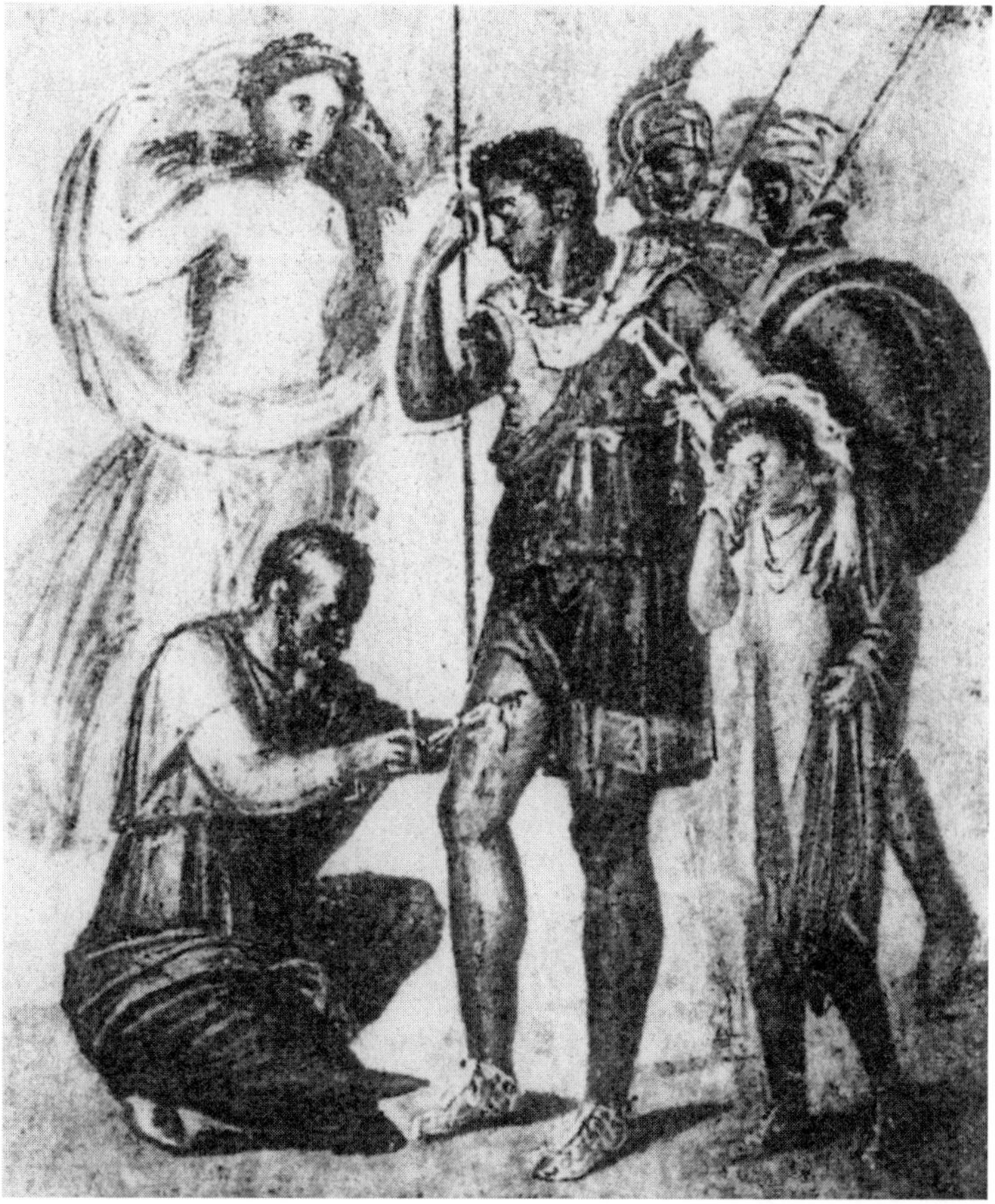

図２　イアーピュクスの治療を受けるアエネーイス。ポンペイのフレスコ画。
Thompson CJS: The History and Evolution of Surgical Instruments. p. 63, 1942

医術を用いて神饌《しんせん》の、いとすこやかな液汁と、
芳香放つ万病の、薬の草とをふりかける。
この液用いて年とったイアーピュクスはそのわけも、
わからぬままに英雄の、傷を洗えばたちまちに、
不思議や痛みは残りなく、体を去って傷の血は、
底より全く流れ熄《や》む。

韻文ではあるが、これがホメロスの時代のギリシア人の一般知識であり、現代の世界各地の未開人の知識に相当する。ノイブルガー(9)によれば、

未開人にとって止血はきわめて困難な問題で、大部分の者はどうしたらよいかを知らない。植物や鉱物の止血剤が用いられることはあるが、包帯をきつく巻いて締めつける方法〔緊縛帯《きんばくたい》〕が用いられることはあまり多くない。

第二章　血管解剖のはじまり

1　古代エジプト

ヘロドトス[1]によると、ギリシャ人が遭遇した頃〔紀元前七世紀〕、エジプト医学は下り坂だった。エジプト医学の絶頂期はその一三〇〇年前頃だったと思われ、エーベルス・パピルスによると、手術のとき血管を切ると出血すること〔血管という構造物の存在〕が知られていた。

　汝[2]が首に認めた脂肪腫が肉の膿瘍のように見えて触れると軟らかければ、こういいなさい。
「貴方の首には脂肪腫がある。血管に注意しながら、これをナイフで治療しましょう」

　エジプト人は、硫化鉛、アンチモン、緑青、硫酸銅などの止血剤[3]も用いたが、中世ヨーロッパで硫酸銅の欠片《かけら》は「止血ボタン」と呼ばれた。インドでは、瀉血後に止血するのに、挙上、冷却、圧迫、熱油が用いられた。中国では、止血剤と緊縛帯《きんばくたい》[4]が用いられた。紀元前の千年間には、中国、インド、メソポタミア、エジプトの文明はいずれも外科とくに止血法はほぼ同じレベルにあった。その後の進歩は東方の形式主義と神秘主義に阻まれ、その打破はギリシア人にゆだねられた。オルバットが述べたように、「ギリシア人は、聡明で前向きな知性があり、これを取るに足らない神話とみなし、医学研究に合理的精神を用いた」[5]

2　古代ギリシア

ピタゴラスと同じ頃、クロトンのアルクマイオンは死体で〔中味のない〕空虚な血管と血液のある血管を区別した。紀元前四三〇年頃、アポロニアのディオゲネスは血管について研究し、血管は〔全身に広がって〕身体中に空気を運ぶと考えたが、血管が心臓からはじまるとは考えなかった。これらのヒポクラテス以前の初期の時代に行われた研究は、大量にあったと思われるが、アリストテレスが伝えなければ消失していただろう〔図3〕。

ノイブルガーは紀元前四〇〇年から三〇〇年までに書かれた論文を集めた「ヒポクラテス全集」にある説明を次のようにまとめている。

血液[6]は身体をつくるおもな材料である。血液は肝臓でつくられ、左心室で必要な温度を得る。そこから拍動する心臓によって送り出され、血液は「血管」を通って全身をめぐる。左心室と動脈の中には、プネウマだけか、プネウマと小量の血液しかないと考えられていた。その「証拠」は、死体の左心室が空虚なこと、動脈を切ると血液が噴出して空気のもれる音がすること、地面にこぼれた血液から湯気が立つことだった。

このプ[7]ネウマ説は残念な考えだったが、生命精気のめぐり方を探求した者たち、とくにピタゴラスとエンペドクレスによって唱えられ、アリストテレスとガレノスに引き継がれた。プネウマという考えは、一七世紀イギリスの医師ウィリアム・ハーヴィの[8]「クインテッセンス」、一八世紀イギリスの化学者ブラックの「フロギストン」、一八世紀フランスの化学者ラヴォアジェの「酸素」に取って代わられ、最終的には[9]アルテリア〔現在は動脈を意味するギリシア語〕という用語だけがプネウマ説の名残りとして残っている。

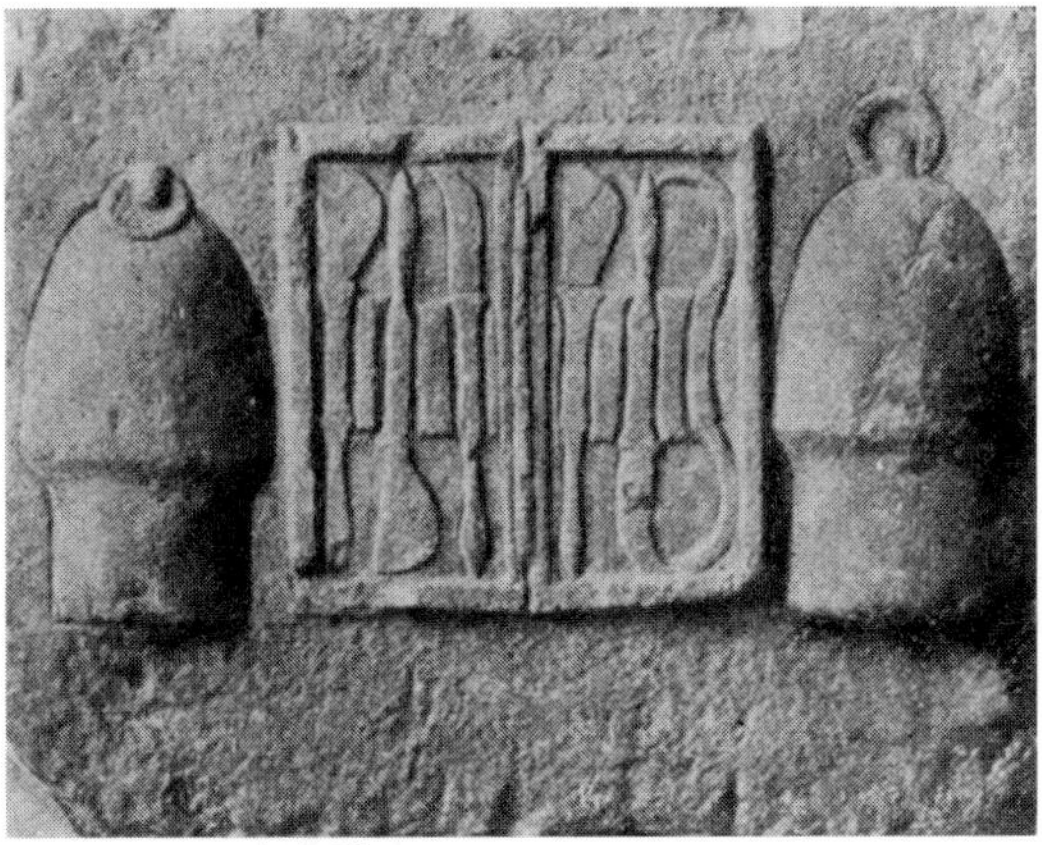

図３　メスと支持鉤《しじこう》［右端のフック］を入れたケース。その両側に吸角がある。前ヒポクラテス時代の貴重なレリーフ。Meyer-Steineg & Sudhoff: Geschichte der Medizin im Überblick mit Abbildungen. p. 72, 1921［原著の Fig. 2］

　ヒポクラテス学派の手術がおもに出血させずに行えるものに限られていたことは驚くことではない。ヒポクラテスの時代に血管[10]の結紮《けっさつ》法はまだ知られておらず、切断術ではすでに壊死した部分だけを切っていた。[11]突発性の出血を止めるのに用いられた止血法は、各種の止血剤、出血部の挙上と圧迫、タンポンと緊縛帯で、ときどき焼灼が行われる程度だった［図4］。

3　ヘレニズム時代

ギリシア人の合理精神は、アレクサンダー大王の軍隊とともに、小アジア、エジプト、さらに遠くパンジャブ地方に入った。〔大王の臣下〕プトレマイオスはアレクサンドリアに図書館を建設し、内科と外科を含む最上のギリシア文化をエジプトに引き入れた。

エジプト人は宗教儀式でエンバーミング〔死体防腐処理〕を行う習慣があり、人体解剖に慣れていたので、エンバーミングから研究目的の人体解剖まで進むのは小さな一歩にすぎなかった。はじめて体系的な解剖知識を得たのはこの時代のエジプトである。

ノイブルガーによれば、アレクサンドリアのヘロフィロスは「血管系の走行を概説し、静脈と動脈を区別した。静脈は血液、動脈は血液とプネウマを運ぶが、動脈は心臓からはじまり、動脈の壁は静脈の六倍も強靭だと述べた」という。エラシストラトスは心臓の弁膜と腱索を説明し、動脈は心臓からはじまってプネウマを身体中に運び、「血液は、肝臓でつくられて大静脈に運ばれ、静脈系を通って身体中に配られる」と述べた。

さらにエラシストラトスは、動脈と静脈は末梢の「複脈吻合」でつながっていると考えていた。「複脈吻合」はふだん閉鎖しているが、動脈が切れると開く。動脈が切れると、動脈からプネウマが抜け出るので、「自然は真空を嫌う」という法則により複脈吻合がこじ開けられ、静脈から血液が動脈に入る。それゆえ、動脈から直接出血するのではなく、血液は「複脈吻合」を通って静脈から間接的に出るので、出血を無理に止めると血液が袋小路の動脈に押し込まれて好ましくない血液過多が起こるとエラシストラトスは考えていた。

哲学者のプネウマ説は、解剖学者の観察眼を曇らせ続け、「最後には、博学のように見せかける大仰な言い方と狂気が、素朴な手と率直な眼による地味な真実を打ち負かしてしまった」[16]。アレクサンドリア学派の一時的な輝きは、やがて物知り顔の衒学主義と東方から流れ込んだ神秘主義によって覆い隠されてしまったのである。

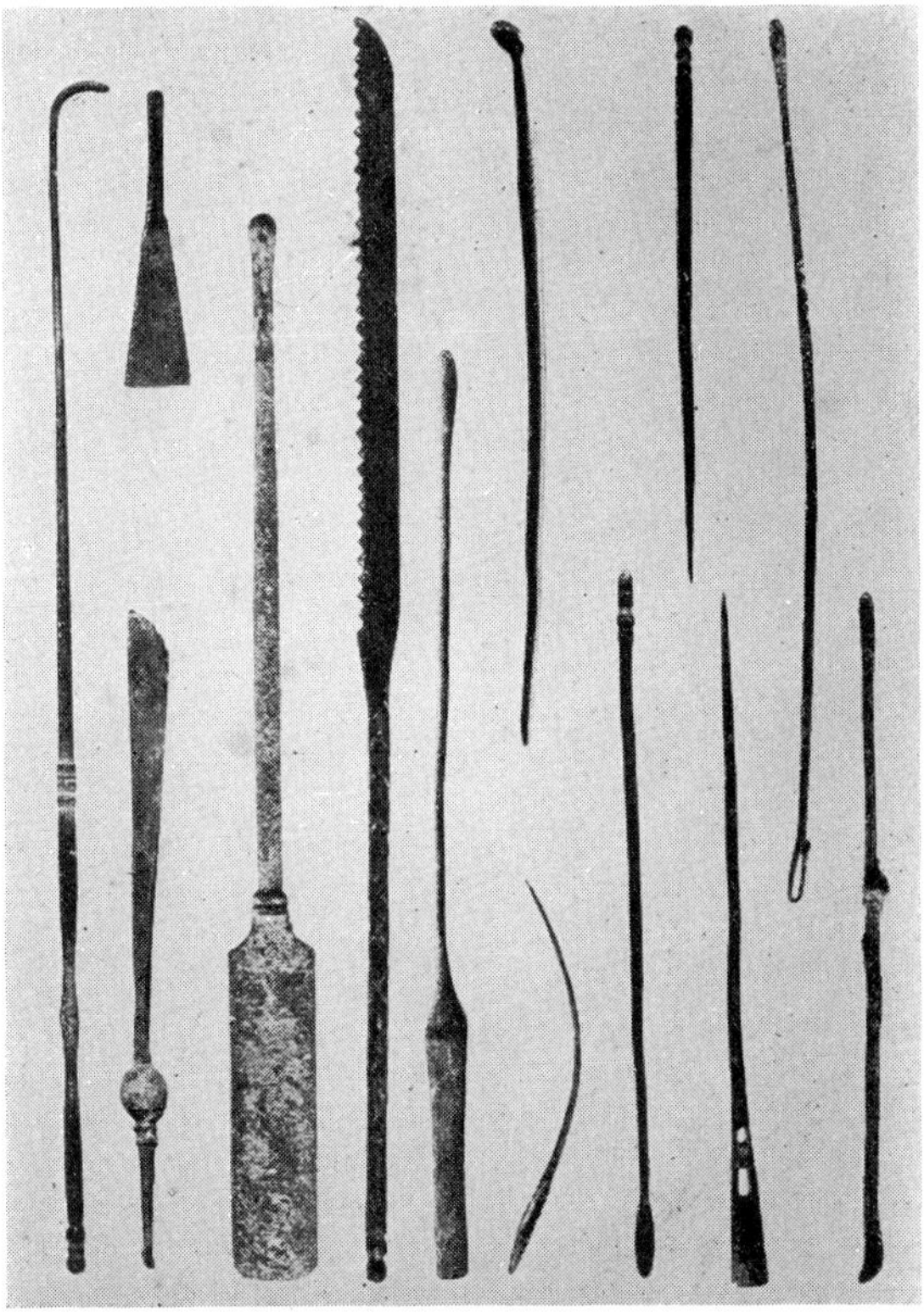

図4　ヒポクラテス時代の手術器械。左端から、支持鉤［フック］、ノミ（上）、メス（下）、ヘラ、骨鋸、サジ（上）、針（下）、各種のゾンデ。Meyer-Steineg & Sudhoff: Op. cit., p. 74［原著の Fig. 3］

第三章　古代の切断術と止血法——外科の黄金時代

医学史家のギャリソンによれば、「コリントの滅亡（紀元前一四六年）後、ギリシア医学は……ローマに移入され」、現実的で実践的なローマの気風は外科に向いていたという(1)［図5］。この頃からガレノスまでの約三〇〇年間は外科の黄金時代といわれるが、残念ながら当時の文献は大部分が消失した。この時代に関する現代の知識は、ケルスス、オリバシウス、アエギナのパウロスの著書に基づいており、ガレノスの著書で補強されている(2)。

ケルススは切断術を血管が閉塞して変色した壊死部分と健康な部分との境界で行うことを勧め、ヒポクラテスの時代より進歩した。しかし、ケルススは患者が「しばしば手術そのものの途中で、出血や失神によって死に至る」と述べている(3)。外傷については、傷ついた血管を挙上し、傷の上下で結紮して血管を切り離すと述べたが、まず圧迫と止血剤を用いることを勧めた。しかし、切断術では結紮《けっさつ》を用いなかった。結紮は最後の手段で、最初の選択肢の中になく、実施されることはまれで外傷に限られていたと思われる(4)。

ヘリオドロスは切断部より上に包帯をきつく巻く緊縛帯を施し、できるだけ血管を閉じようとした。彼は下肢の切断術を説明したが、膝や肘より上のところで切断する手術を待機的に(5)〔予定手術として〕行ったと解釈するのは難しい。

アルキゲネスはもっと大胆で、手術の適応を大きく広げ、「壊疽、壊死、ガン、皮膚腫瘍」に切断術を勧めた。〔オリバシウスの記述によると〕彼は切断部に向かう血管を前もって結んだり縛ったり縫うことを勧めたといわれているが、これが*原注動脈の結紮のことを意味していたとは思われない。血管走行の知識が乏しく、血液は静脈だけにあり、動脈にはプネウマしかないと考えられていたので、面倒な動脈結紮を行うことはありそうにないからである。アルキゲネスは軟部組織で骨の断端を被ったが、〔骨を切る前に〕まず皮膚を、次に「腱」を

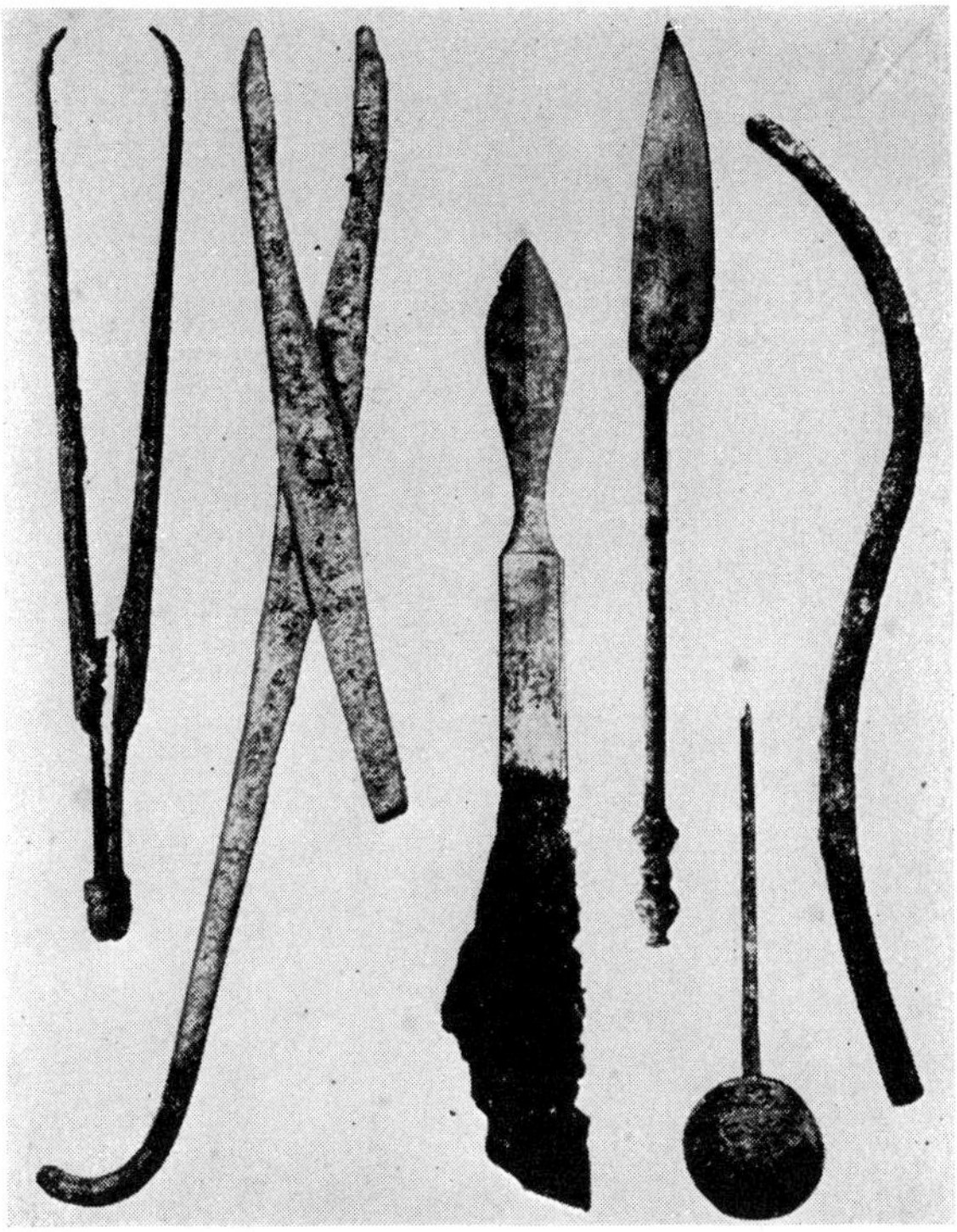

図５　ローマ時代初期の手術器械。左は毛抜きとすぐ隣に抜歯用の鉗子。Meyer-Steineg & Sudhoff: Op. cit., p. 73［原著の Fig. 4］

引き上げた。止血には焼灼と通常の止血剤を用いた。


*原注　この時代の止血法に関する現代の考えには、かなり混乱があると思われる。(6)

　ギャリソンは「ヘリオドロスはケルススより前に血管の結紮と捻転を最初に説明した」と述べている。しかし、ヘリオドロスがケルススより先とはいえない。というのは、ヘリオドロスと彼に言及したユウェナリスの二人は西暦一〇〇年頃の人で、ケルススの著書はその約一〇〇年前に書かれているからである。ヘリオドロスはヘルニア手術（肉様膜を切除した後）で血管の結紮や捻転による止血を勧めたが、切断術には勧めていない。この点はケルススとまったく同じだが、ケルススは臨床家ではなく有能な編集者で、外傷の出血にも同じ止血法を勧めた。「ヒポクラテス全集」は結紮止血について何も述べていないので、損傷血管の結紮止血を開発したのは十中八九アレクサンドリア学派だと思われる。

　オルバットも最近の医学史家もアルキゲネスが切断術に血管の結紮を行ったと述べている。これはオリバシウスの記述に基づいているが、オリバシウスの記述はずっと以前に失われたアルキゲネスの著書からの引用で、引用されたのは切断部より上をしばった緊縛帯に関する記述である。ギリシア語の原文は翻訳が難しいが、この記述はよくいわれる切断術における動脈の結紮のことではないと思われる。また、それが一説にいわれているようなターニケットではないことも確かである。


ソラヌス(10)は産科、婦人科、小児科について多くのことを書いたが、臍帯をナイフで切り、胎盤がまだ出ていなければ、結紮することを勧めた。

エフェソスのルフォス(11)はガレノスより数年前にアルキゲネスと同じようなことを書き、止血法には、指による圧迫、緊縛帯、冷却、捻転、結紮、損傷血管の切断があると説明した。創傷の血管結紮には、当然ながらアンテュロスの動脈瘤手術と同じ方法が用いられた。

アンテュロス[12]は動脈瘤の原因を自然発生と外傷の二つに分け、動脈瘤の上下を結紮し、動脈瘤を切開して中身を排除することを勧めた。太い側副枝〔迂回路〕が何本も直接流れ込む大きな動脈瘤でこの手術が成功することはあり得ないので、アンテュロスもガレノスも鼡径部、腋窩、頸部の動脈瘤でこの手術を行うことには反対した。

これらの人々が活躍した約三〇〇年間は、ギボンの『ローマ帝国衰亡史』[13]第一巻でいうローマ帝国の黄金時代と同じように、外科の黄金時代だった。少数の者にとっては富と力の時代で、多数の者にとっては困窮と堕落の時代だったが、政治的な覇権を争わない限り、思想は自由な時代でもあった。医学にとっては、光と成長の二日目で、最後にガレノスが輝いた時代だった。

ガレノスは哲学者として、エラシストラトスのプネウマ説を広め、現代まで医学に生気論を定着させることに成功した。解剖学者としてのガレノスは、アレクサンドリア学派の解剖学を体系化して発展させたが、解剖知識は人間ではなく動物から得ていた。編纂者としてのガレノスは、当時の医学知識を百科事典のようにまとめ、アンテュロス、ソラヌス、ルフォス、アルキゲネスの外科も加えた。生理学者としてのガレノスは、動脈の中にあるのは空気ではなく血液であることを生体解剖で証明したが、血液循環と心臓の真の機能は理解できなかった。

手術については、説明は詳細で正確だったが、実際にはほとんど行っていなかったと思われる。

止血については、ガレノスは少し昔の人の考えに従っていた。

[14]〔翻訳者のアダムズによれば、ガレノスは〕損傷した動脈から血液が流出すると、血管の穴を指で強く押さえ、痛みを緩和していた。そうすれば、凝血ができて出血は止まるからである。血管が深部にあるときは、血管の位置と太さを正確に調べ、動脈か静脈か確かめるのを勧めた。その後、フックに血管を引っかけて適度にねじった。出血が止まらないときは、血管が静脈ならば、結紮ではなく、焼いた樹脂、小麦の産毛や小麦粉、石膏などの固化剤や止血剤による止血を試みた。しかし、血管が動脈ならば、二つのうちどちらかを行わなければならなかった。血管を結紮するか、血管を切り離すかである。

ガレノス[15]が〔腸線のほかに〕結紮糸として勧めたケルト麻はスコットランドで収穫されたと思われ、それを購入できる〔ローマ神殿とフォロ・ロマーノの間にある〕サクラ通りの店を紹介した。外傷における結紮には詳しかったが、切断術における結紮には言及しなかった。実際、ガレノスによる切断術の説明は詳しくない。

第四章　中世前期の止血法——焼灼

オルバットによると、ガレノスの後に「二日目の夜がはじまった」(1)。長い夜だった。ガレノスの後援者で皇帝の花マルクス・アウレリウスが一八〇年に死亡した後、ガレノスは二世紀の終わりに死亡した。それから百年余の間は内乱、迷信と狂気の世紀だった。〔三〇三年の〕ディオクレティアヌス帝によるキリスト教の大迫害は失敗し、〔三一三年に〕コンスタンティヌス帝はキリスト教をローマ帝国の国教として認めた。オリバシウス(2)が古代医学の概論を書いたのは、ユリアヌス帝の背教〔三六一年〕の影響で、異教に対する怒りの結果と思われるが、「ヒポクラテス全集」の時代〔からオリバシウスの時代〕までに関する現代の知識の大部分はこの本に基づいている。しかし、この本は一瞬の輝きにすぎなかった。

西ローマ帝国は蛮族に滅ぼされ、東ローマ帝国はビザンチンの廷臣と狂信によって支配され、医学の進歩はすべて止まった。五九〇年に大聖グレゴリウス一世が〔実質的な〕初代教皇になり、教会はあらゆる思想を完全な支配下に置いた。

六世紀(3)のアミダのアエティオス〔ユスティニアヌス帝の侍医〕とトラレスのアレクサンダー、七世紀のアエギナのパウロスは編纂者で、現代人が恩義を受けたといえるような独創性はないが、その著作はガレノスとともにアラビア医学に伝えられ、古代と中世を結ぶ架け橋になった。血管の手術では、彼らは古代人を引用しただけで、ほとんど何も加えなかった。パウロスの本にある標準術式が一世紀から進歩していないことは明らかだった。

一方、教会組織の内部抗争が果実を生んだ。四二八年にコンスタンチノープルの総大司教ネストリウスが解任され、まずエデッサに追放され、次にペルシアに追われた。ネストリウス派の人々が運んだギリシア文化のタネは、ウマイア朝の領土拡大に伴い、エジプト、北アフリカ、ジブラルタル海峡を通ってイベリア半島のコルドヴァに至り、一〇世紀にはついにイタリアに到達した。「アラビア・ルネサンスのエラスムス」と呼ばれる九世紀のヨハンニティウスは、ヒポクラテス、ガレノス、オリバシウス、パウロスをアラビア語に翻訳し、アラビア医学の偉大な編纂者にして臨床家であるラーゼス、アヴィセンナ、アルブカシスに基礎を与えた。(4)

アラビアの外科はほとんど何も創造しなかったが、古代人の教えを応用し、止血ではそれが顕著だった。その能力はアルブカシスの著書から推し測ることができ、この本はギー・ド・ショリアックの時代つまり一四世紀半ばになるまで西洋外科の権威だった［図6］。アヴィセンナが述べたように、外科は貶《おとし》められて医学とは別の分野になり、大部分の手術でナイフに代わって焼灼が用いられるようになった。七世紀のパウロス(5)が血管結紮《けっさつ》を勧め、一六世紀のアンブロワーズ・パレ(6)がアヴィセンナの結紮法を手本にしたことは確かである。しかし、焼灼が広く行われ、その残忍性は緩和

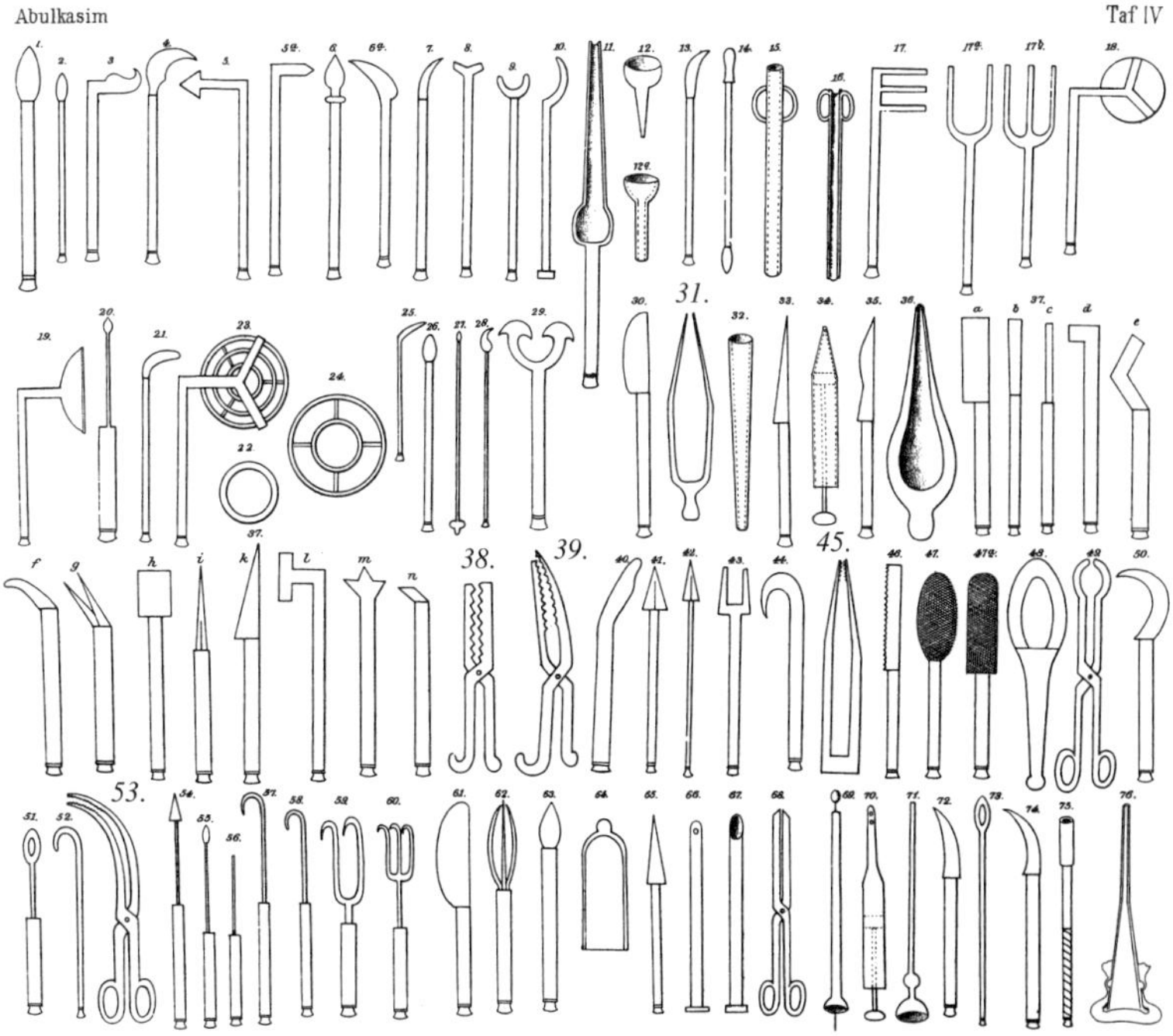

図６　アルブカシスの本に描かれた手術器械。いろいろな形状の焼きごて。図中の31と45は毛抜きまたは組織鉗子。38, 39, 53は異物摘出用に改変された鋸歯《きょし》鉗子。53はパレの「烏《う》喙《かい》鉗子」に似ている。Gurlt: Geschichte der Chirurgie. Bd 1, Taf 4, p. 648–649, 1898［原著の Fig. 5］

され、利用法が洗練された。結紮法が軽視されたことは理解しがたい。

焼灼法を行うことにはヒポクラテスとガレノスのお墨付きがあった。ヒポクラテスは[7]「薬で治らない病気は刃物で治る。刃物で治らない病気は火で治る」と述べていた。ほかの方法が失敗したら焼灼することをあらゆる本が教え、実際に切断術では焼灼がよく用いられた。東方の精神ではこの教えに対する疑問は生まれなかった。ヨーロッパの精神も身体や血液との接触を汚《けが》れとみなす東方のタブーでゆがめられていた。外科はこの迷信で貶められて職業として成り立たず、創傷治療だけが行われた。解剖知識と手術手技は発展が途絶し、必要になったときには不足していた。焼灼法は誰でもできたが、結紮法は誰もできないといってよかった。

アルブカシスは創傷出血の止血について次のように述べている。

> [8]膿瘍の切開や臓器の焼灼などによる損傷では、動脈の破裂による動脈出血がよくみられる。こうした状況に遭遇したら、すぐに血管の穴の上に手を当てて示指で圧迫し、指の下で出血が止まって流血しなくなるまで圧迫する。一方、卵円形の焼きごてを何本か火に入れ、風を送って十分に熱する。破裂した動脈の大きさと形に合った焼きごてを取り出す。指を離したすぐ後、焼きごてを動脈に直接当て、止血するまで押しつける。

切断術については、アルブカシスは肘や膝より下のところでしか行わなかった。彼は「[9]手術中に出血したら、すぐに焼灼するか、止血粉を散布する」と述べている。それ以外は、古代人の切断術と変わりがなかった。

第五章　中世後期の止血法

西洋外科[1]はサラセン文化の影響でかなり停滞し、その影響は約五世紀も続いた。イタリアとフランスの教養階級はほとんどが聖職者つまり大学人で、議論に明け暮れた。たとえば、アベラールはプラトン的な唯名論を論じ、聖トマス・アクィナスはアリストテレス的な実念論を論じた。論理が切り刻まれ、詭弁が知識となり、観察と実験は忘れられた。

雄弁術のときの身振り手振りを除き、手仕事は貶められ、手術の技術は遍歴するクワック〔不正規の医者〕のものだった。クワックは大きな害になったので、賢明にも聖職者の行うもの以外の手術はすべて禁じられた。しかし、前述したアッティス教の秘儀で行われた流血は、奇妙にも初期のキリスト教会の神秘主義と混ざり合い、唯一その秘儀を行う知識のあった教養階級でタブーになった。一一六三年のトゥール会議では「教会は血を嫌う」[2]という教義が宣言され、教養階級では外科が消滅し、無教養な階級では禁止された。創傷治療だけは行われたので、アラビアの本から学んだ止血法が忠実に守られたことは不思議ではない。

一三世紀には、観察から学ぶ独立精神のある人たち、ルッカのウーゴと弟子のテオドリックのよ

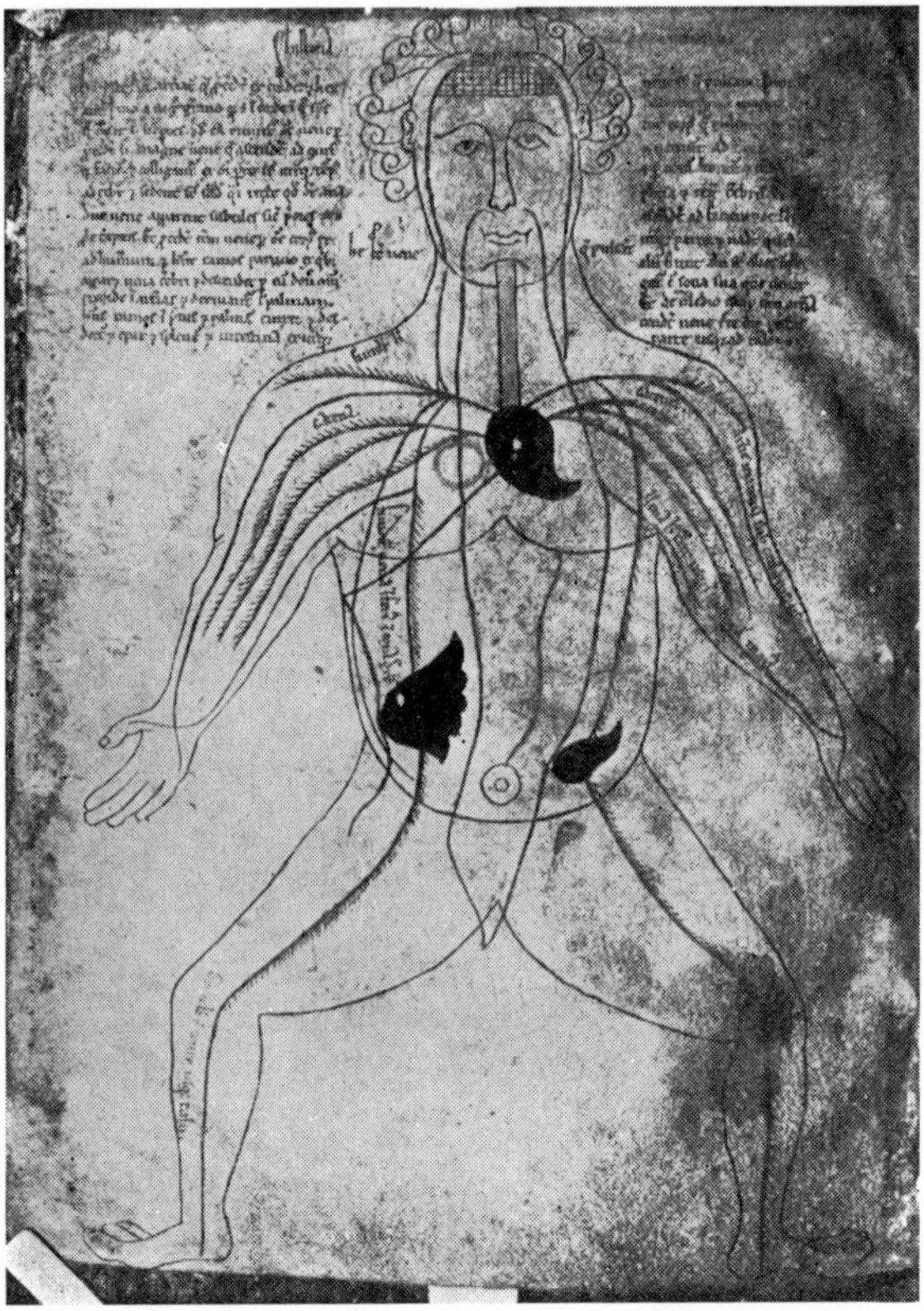

図７　末梢静脈の不適切な解剖図、13 世紀。de Lint: Atlas of the history of medicine. vol 1, 1926［原著の Fig. 10］

うな人たちが、「一次[3]治癒」を信じ、縫合[4]による結紮止血を用いるようになった。一三世紀はじめのサリチェトは、ナイフの利用を復活し、血液が噴出する動脈出血を別格に扱った［図７］。一三世紀後半のフランス外科の父ランフランクは、動脈出血と静脈出血の見分け方を教え、止血剤、圧迫、捻転、さらに結紮を止血に用いた。しかし、彼がおもに用いたのは焼灼だった。一般に本の知識がある者ほど焼灼を用いる傾向があった。同じ頃、アンリ・ド・モンドヴィルは自分の手を通して学び、「神[5]はガレノスを生むことで力尽きてはいなかった」と述べ、止血剤、手圧、指圧、捻転を用い、出血する血管をひとつずつ引き[6]結びで結紮した。

一四世紀になると、解剖を知らない外科医は[7]「盲目の人が木を彫るように人体を手術する」とギー・ド・ショリアックが述べたように、外科医は解剖の重要性を再認識しはじめた。モンペリエではモンドヴィルが人体解剖の講義を行い、ボローニャでは一三一六年にはじめてモンディーノが解剖書を書いた。

一五世紀は、火薬が利用され、絵画が発展するなど、多くのことで有名である。[8]銃創治療につい

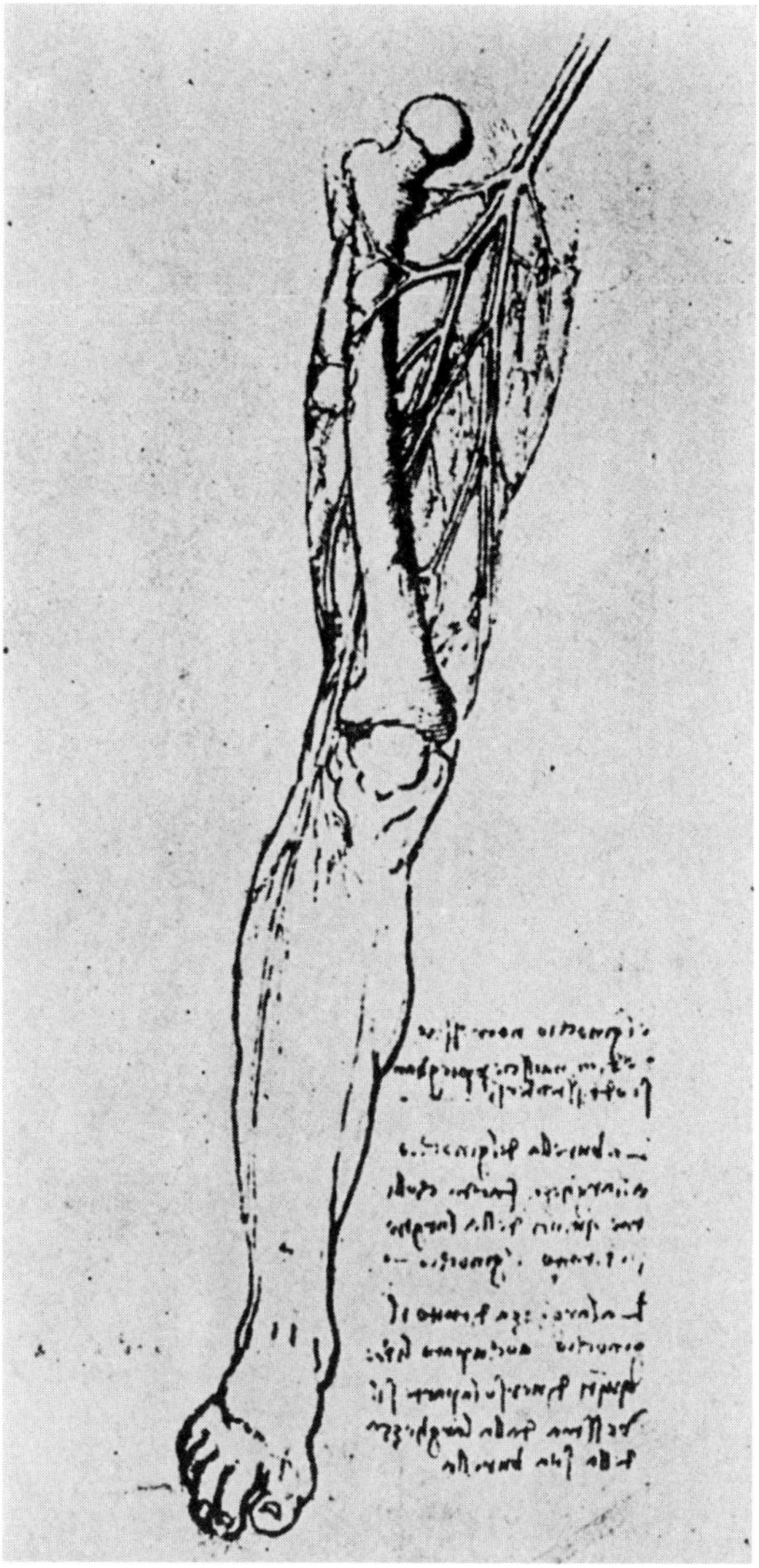

図８　静脈に注入した後のダ・ヴィンチの図。描写はまだ不正確で混乱している（15 世紀）。[原著の Fig. 11]

てはじめて書いたのはマルチェロと思われ、パドヴァの教授レオナルド・ベルタパリアは結紮の適応と利用法を検討した。彼は鋼製のフックで血管を引き上げて分離し、麻糸で結紮したが、糸が脱落しないように、まず麻糸を血管に巻き付け、固い結び目をつくった。また、腸管の傷を手袋縫い〔皮革縫合〕で閉鎖したが、これには麻糸よりラーゼスが勧めた軟らかい腸線〔カットグート〕を用いた。しかし、切断術には結紮を用いなかった。

これらの人たちの知識が、まれにしか行われない解剖と写本の熟読によって得られていたことを忘れてはならない［図8］。解剖は急いで行われる不完全なもので、写本は何度も書き写されたものだった。印刷術が発明されると、知識はすぐに広まり、身近なものになった。古典が印刷され、とくにアラビア語から翻訳されるようになり、モンディーノの解剖書は一四七三年に印刷された。ギーの外科書は版を重ねて普及した。一五一四年に書かれたジョヴァンニ・ダ・ヴィゴーの外科書はとくに銃創に関する権威になった。外傷に対する切断術の説明では、焼灼がまだ利用され、結紮は〔壊死部分と健康な部分との境界で行う〕ケルススの切断術にだけ用いられていた。

フランスの外科医アンブロワーズ・パレが若かった頃、銃創が毒創であるのは「自明」のことであり、パレはジョヴァンニ・ダ・ヴィゴーの方法に従おうとしていた。

第六章　パレと結紮法

若いパレには古典の素養がなかった。実際、自国語以外の言語を読めたのか疑わしい。彼の知識は解剖に基づき、オテル・ディウの外科助手と戦場の外科医としての経験に基づいていた。これらにより、パレは伝統の奴隷状態から脱出し、自由で鋭敏な知性によって新しい診療を開発した。しかし、本書のおもな関心事はパレの止血法である［図9］。

1　銃創治療の改革

一五三七年にパレは戦争外科の洗礼を受けたが、その頃は銃創を熱油や焼きごてで加熱焼灼する(1)ことには理にかなう理由がたくさんあると考えられていた［図10］。昔の人はみなこれを認めていた。銃創はすべて毒創なので、必然的に壊疽を起こすと考えられていたからである。パレも「銃創には毒がある」と考えていた。しかし、はじめて従軍した戦争で、銃創用の特別な油をきらしてしまい、銃創に「化膿薬」(2)を使わざるを得なくなる経験をした。化膿薬は卵黄、オリーブ油、テレビン油でできていた。パレは次のように述べている。

その夜、(3)私は安眠できなかった。熱油がなくて焼灼できなかった患者は毒で死ぬのではないかと恐れた。そのせいで早く目が覚めたので、患者を見に行った。意外なことに、化膿薬を使った患者はほとんど痛みがなく、傷には炎症も腫れもなく、前夜はよく眠れていた。私は哀れ

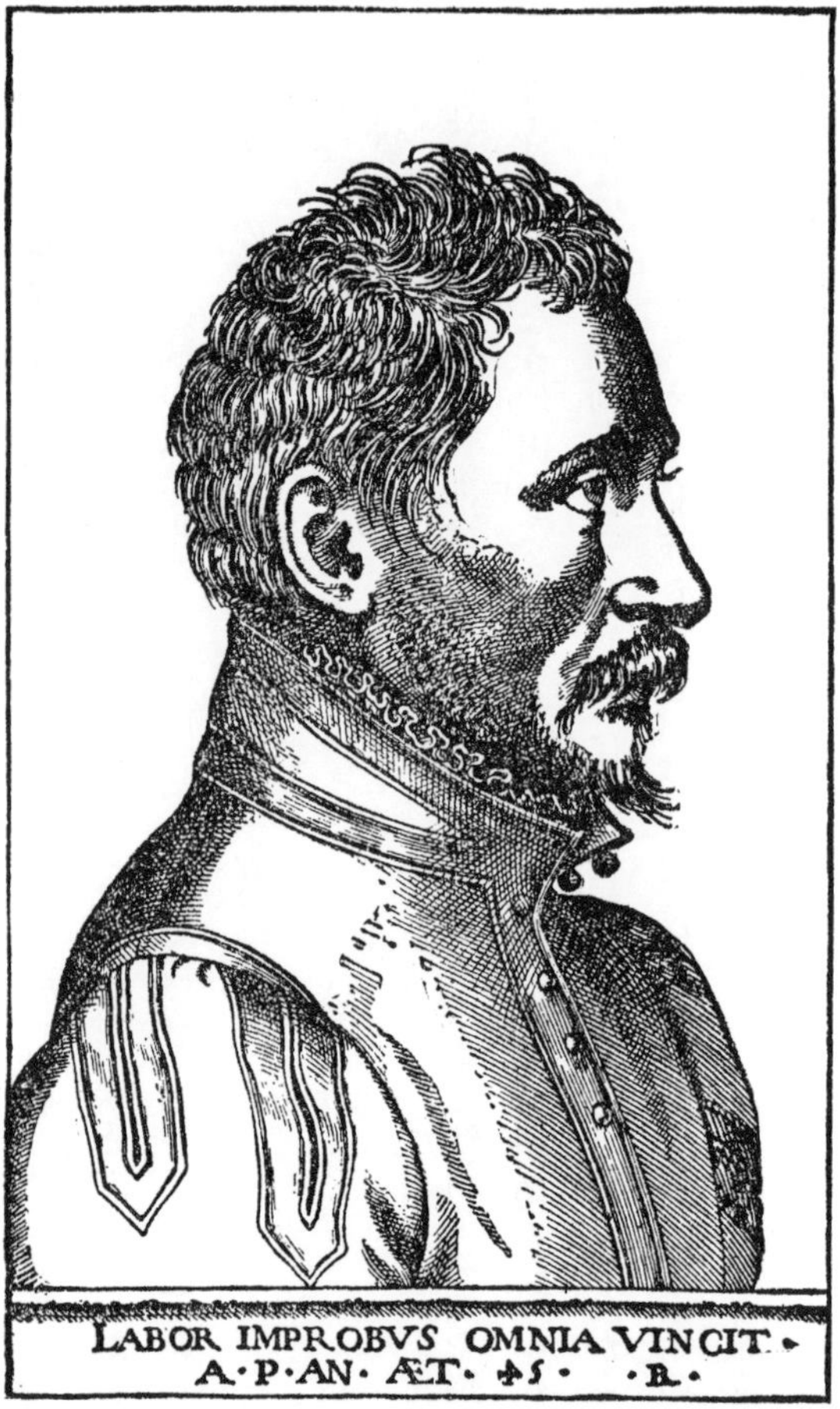

図9 45歳のアンブロワーズ・パレ（1561年）［止血法を改革した近代外科の父］Paré: Anatomie universelle du Corps humain. frontispiece, 1561［原著の Fig. 1］

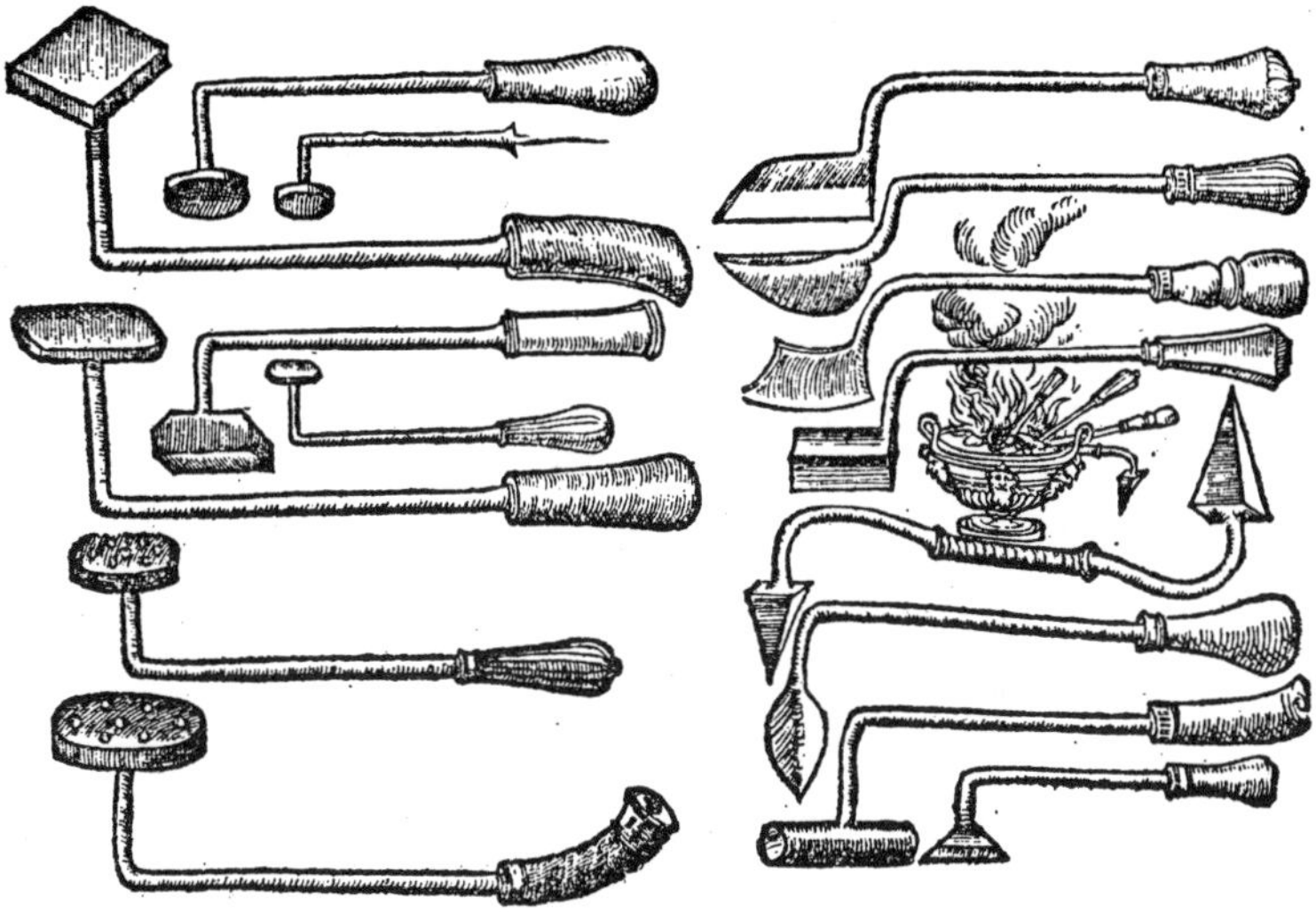

図10　パレが描いた焼きごて（パッカード著『アンブロワーズ・パレの生涯と時代』1921年）Packard: Life and times of Ambroise Paré, 1510–1590. p. 189, 1921［原著のFig. 6］

な銃創患者に残酷な焼灼は行うまいと決意した。

2　切断術の改革

その後の一五年間、パレは切断術でも焼灼を行わないですむ可能性を心の中で探し続けていたに違いない。一方、彼はひたすら人体解剖を続け、一五四九年に小さな解剖書を出版した。大家は創傷の血管結紮《けっさつ》について述べているが、切断術の血管結紮には言及していないことをパレはよく知っていた。一五五二年にダンヴィエ攻城戦で負傷した士官の下肢を切断したとき、パレはついに焼きごてではなく結紮を止血に用いた。

私が手当てし、神が癒したもうた。(4)

患者は、元気になって木製の義足で帰国するとき、残酷な焼灼止血を受けずにすんでよかったと述べた。

この手術の後、一五六四年にパレは『外科十巻』[5]第二版〔初版は一五六三年〕で焼灼の全廃を提案した。その二〇年後にパリ大学医学部長エティエンヌ・グルムランが結紮法に対する辛辣な批判で有名になったが、パレは『弁明と旅行記』[6]〔一五八五年〕でみごとに反論した。この本はパレの診療がよく分かる好著だが、これが書かれたのはグルムランのお陰なのである。

パレは壊死して腐敗した部分よりも上で切断するアルキゲネスの術式に回帰した。それゆえ、パレは「壊疽と壊死につきものの腐敗を破壊して止血するのに、焼灼を用いること」[7]は不要と考えた。出血している血管を（銃弾摘出鉗子《かんし》の）「烏喙《うかい》鉗子」でつまみ出した。この鉗子が動脈鉗子[8]の原形になった［図11］。それまで結紮は創傷治療だけで行われ、切断術では行われていなかった。結紮したとしても、血管を支持鉤《しじこう》[9]「図4」つまりフックで引き上げて結紮したので［図16-5］、結紮する間は出血し続けていた。パレは血管を鉗子でつかんだので、つかんでいる間は止血された。結紮を用いた五例の症例を報告したが、そのうち四例は膝下の切断術で、一例は肘下の切断術だったと思われる。パレは周囲組織といっしょに血管を結紮したと述べているが、結紮糸の材料、糸の端を結び目の近くで切り取ったか、切らずに創外に垂らしたかについては記載がない。

3　一七世紀における結紮止血法

その後、パレの考えは何度も引用され、試すように勧められることもあったが、彼の考えがすぐに採用されることはなかった。弟子のギユモー[10]でさえ「現代の二人の偉人、内科医と外科医」の中間の立場をとり（一六一二年）、結紮法はもっぱら健康な部分で行う切断術に利用した。また、病んでいるかもしれない部位の血管を切り離すときは、結紮すると糸で血管が切れてしまう恐れがあるので、彼は焼灼を行った。しかし、一般的に、ギユモーは壊死部分より上の健康な部分で切断すべきだというパレの考えに賛同していた［図12］。

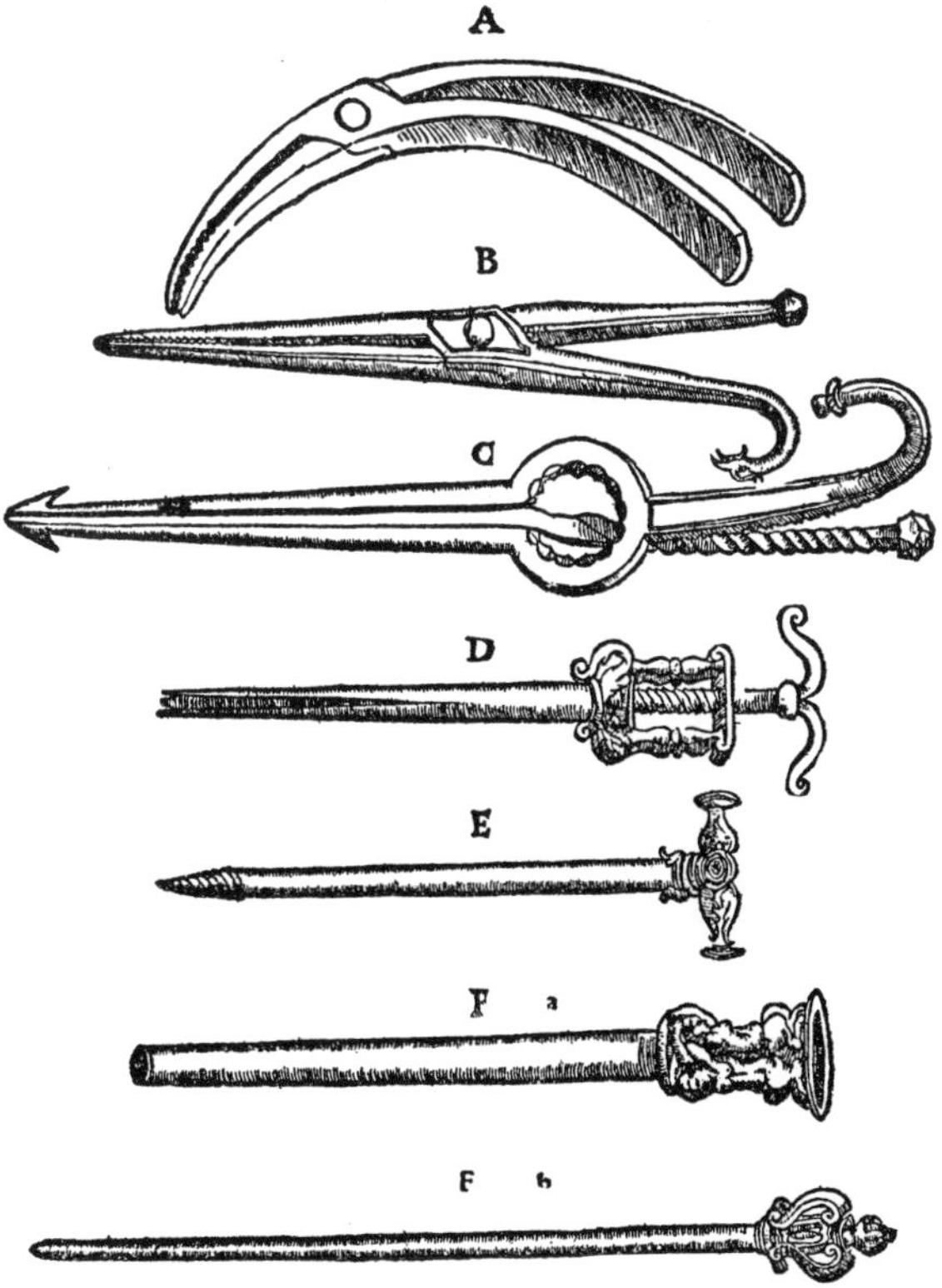

図11　パレの手術器械。Aが「烏喙鉗子《ベク・ド・コルバン》」。パレはこれを用いて血管をつまんで結紮した（Gurlt［グールト著『外科史』にこの図はない］）。［原著の Fig. 7］

ファロッピウス[11]（一六〇六年）はパドヴァ

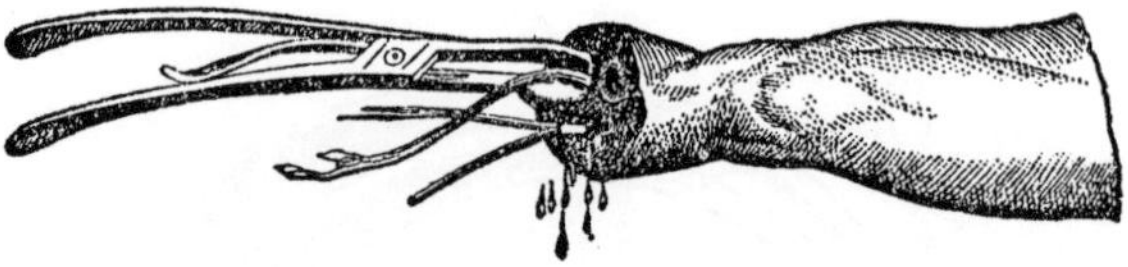

図 12 「烏喙鉗子」の使い方。ギユモーの図（1585 年）。［鉗子の先端を開いたままにする］バネが付いている。Guillemeau: Les Oeuvres de chirurgie de Jacques Guillemeau, avec les portraicts, de toutes les parties du corps humain et des instruments etc, etc., p. 509, 1612［原著の Fig. 12］

大学でウィリアム・ハーヴィを指導した。ファロッピウスは結紮止血を用いる自分が剛胆なことを神に感謝したが、切断術に用いるほど大胆ではなかった。切断術には焼きごての使用を勧めた。

ファブリキウス・アプ・アクアペンデンテ[12]の著書『外科五書』（一六一七年）に結紮法に関する記述はない。

ダレシャン[13]（一五七三年）は、パレの結紮法に簡単に注意をうながしたが、結紮の効果には言及しなかった。

ランシン[14]（一五八〇年）は同じようにパレの結紮法を勧めたが、正当な評価をしなかった。

シェンク[15]（一六四三年）はパレの記述とグルムランの批判を公平に紹介した。シェンクは結紮に関する昔の本をまとめたが、臨床医の本ではなく学者の本をまとめた。

ファブリキウス・ヒルダヌス[16]（一六一五年）の著書『壊死と壊疽』は、当時の標準的な外科書で古典的な切断術が書かれているが、パレの結紮法には言及がない［図13］。

ゼンネルト[17]（一六二〇年）はパレの結紮法に言及したが、それは批判するためだけで、グルムランと同じような〔論拠が薄弱な〕やり方で反論をまとめた。すなわち、パレの結紮法は難しい、時間がかかる、危険、手術後に発熱する、伴走する神経を刺して痙攣を起こす危険があり、生命に危険が及ぶ、と批判した。

当時、切断術に結紮が必要か否かを決めたのは、切断する部位だった。前述したように、ヒポクラテスのように壊死した部分で切断する方法、ケルススのように壊死部分と健康な部分との境界かそのすぐ近くで切断する方法、アルキゲネスやパレのように境界よりも上の健康な部分で切断する方法があった。壊死した部分で切断する方法は、切断する血管はすでに閉塞していることが多かったので、止血に困難を感じることはほとんどなく、大家の多くはこの方法を勧めた。健康な部分で切断する方法は、明らかに焼灼による止血が難しく、必然的に結紮による止血が必要になったので、この方法を用いる人は比較的まれだった。

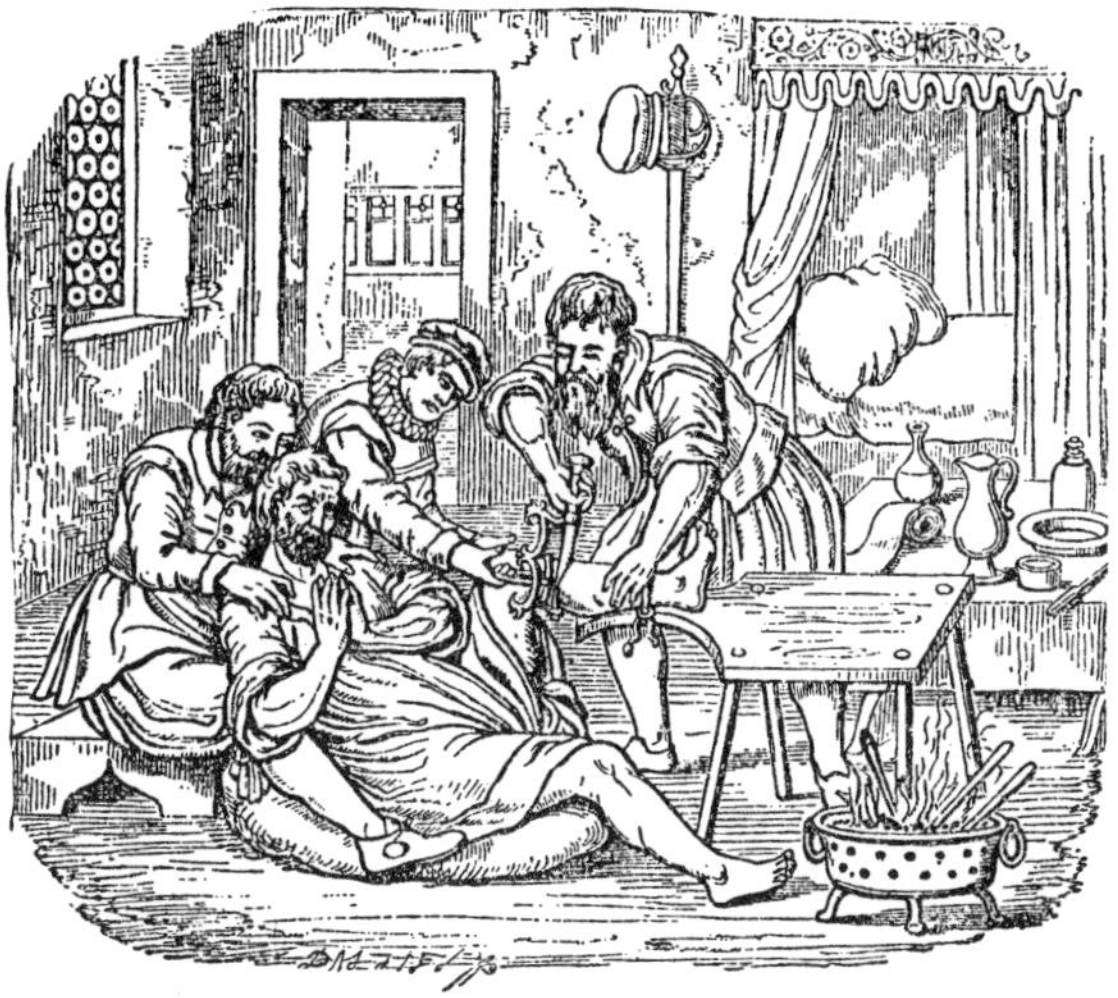

図13　ファブリキウス・ヒルダヌスが描いた切断術（1593年）。断端を引っ込ませるため、助手は切開線より上で緊縛帯を巻いている。ファブリキウスが切断術に勧めた焼きごてはそばに置いた火鉢の中にある。Hildanus: De gangraena et sphacelo. p. 163, 1617［原著の Fig. 9］

4　イギリスにおける結紮止血法

トマス・ゲイル[18]（一五六三年）は血管結紮に言及しなかった。

クローズ（一五九六年）はフランス語で本を書き、この本は一六三七年に英訳された。パレの弟子ギユモーを引用し、結紮に好意的だったが、クローズは次のように付け加えた。

私[19]は静脈と動脈に対してこの方法〔結紮法〕を行ったことは一度もない。私は前述したように行い、私の改良法を実施する。

ロウ（一五九七年）は次のように述べている。

〔切断術では、壊死して〕腐[20]敗した部分を残すより健康な部分を少し切り取る……腐敗も悪性のものも悪液もない〔健康な〕部分では結紮を用いる。

ロウはフランスとフランダースで二〇年間外科を診療し、パリではスペイン軍の軍医少佐を二年間（一五八九～九〇年）勤めた。一五九六年から九八年にロンドンに滞在し、その後グラスゴーで医学校を設立した。一五九六年にロンドンで出版した『外[21]科手術書』は、フランスのすぐれた診療をはじめて英語で説明したものだった。切断術については次のように述べている。

どんな切断術でも関節から四インチ離して切ることを勧める。例外は関節の骨端まで裂けて壊死が起きているときで、おもに膝関節に多いが、このようなときは関節で切断する。骨端は海綿状で湿潤しているため治癒がいつも難しく、治りにくいからである。切断術を行うときは、必ずインクか何かで〔切開線に〕印をつけるのを忘れてはならない。また、腐敗した部分を残すより、健康な部分を少し切り取る。腐敗した部分が残っていると、ほかの部分にも腐敗が広がり、新たな切断が必要になるのを私は何度も見ている……外科医は皮膚と筋肉をできるだけ押し上げ、丈夫なヒモを手に取り、切断部より二インチ上で患肢をきつくしばる……カミソリか切開ナイフで肉を切るが、この刃物はフックか半月のように少し反り返っていなければならない。肉を骨まで切り込み、ナイフの背で骨から丁寧にそぎ落とすので、ナイフの背はそのために工夫が必要である。骨を被う骨膜に到達するまでそぎ落とせば、骨を切るときに痛みが少ない。さもないと、骨が裂けたり割れたりしたとき激痛が起こる。切断するときもそうだが、骨そのものに感覚はない。これが終わったら、鋭利なノコギリで骨を切る。次に、しばったヒモをゆるめ、皮膚を引き下ろし、骨全体を被う。

ひどい腐敗があれば、少し瀉血し、患部から流し、炎症が起こりにくくする。助手のひとりは太い静脈と動脈を指で圧迫して止血し、外科医が適当なときにひとつひとつ結紮するか焼灼するまで圧迫し続ける。腐敗したところでは焼きごてで止血するが、腐敗も悪性のものも悪液もない〔健康な〕ところでは結紮を用いる。焼きごてなどの加熱焼灼は、痂皮を形成して出血を止め、患部にある毒液と悪液を痂皮に押し込めるので、この点で結紮よりも確実ですぐれている。結紮では、〔糸を結んでいる間に〕多くの血液が失われるので、烏喙鉗子などの器械で静脈を引っ張りながら止血する。また、結紮はゆるむことがよくあるので、用い方が不適切でも火のほうが有用なことが分かる。それゆえ、止血するためには、曲がった先端がボタン状になった小さな焼きごてを三つか四つ用意する必要がある。ボタンは丸いもの、長いもの、幅広のものを用い、骨の断端をこする。乾燥させることには利点があり、加熱するのも同じことが裏付けられた。それゆえ、どちらかを採用し、次々に静脈に当て、静脈を焼きすぎないように注意しながら、痂皮ができるまでしばらく続ける。

腐敗のないところでの切断術では、すばやく行えば、結紮が合理的で確実だと分かる。そのためには、前述したように、まず助手が指で静脈をつまみ、ゆるめたときに小量の肉や筋肉といっしょに烏喙鉗子で静脈をつかむ。次に丈夫な糸をつけた針を刺し通し、二重に結ぶ。小量の肉を静脈といっしょに結紮するほうがしっかりつかめる。しかし、よく起こることだが、糸が掛けられないときは、まず創傷から一インチ上で皮膚全層に針を突き刺して静脈のそばを通り、静脈の傷の下をくぐって静脈の反対側に針を送る。次に刺したところから一インチ離れたところで針を出し、糸の両端の間に二つ折りの布きれを置いてきつく結び、最後に結び目は皮膚に入らないようにする。この方法はほかの静脈にも用いられ、身体のほかの部分でも用いることができるに違いない。

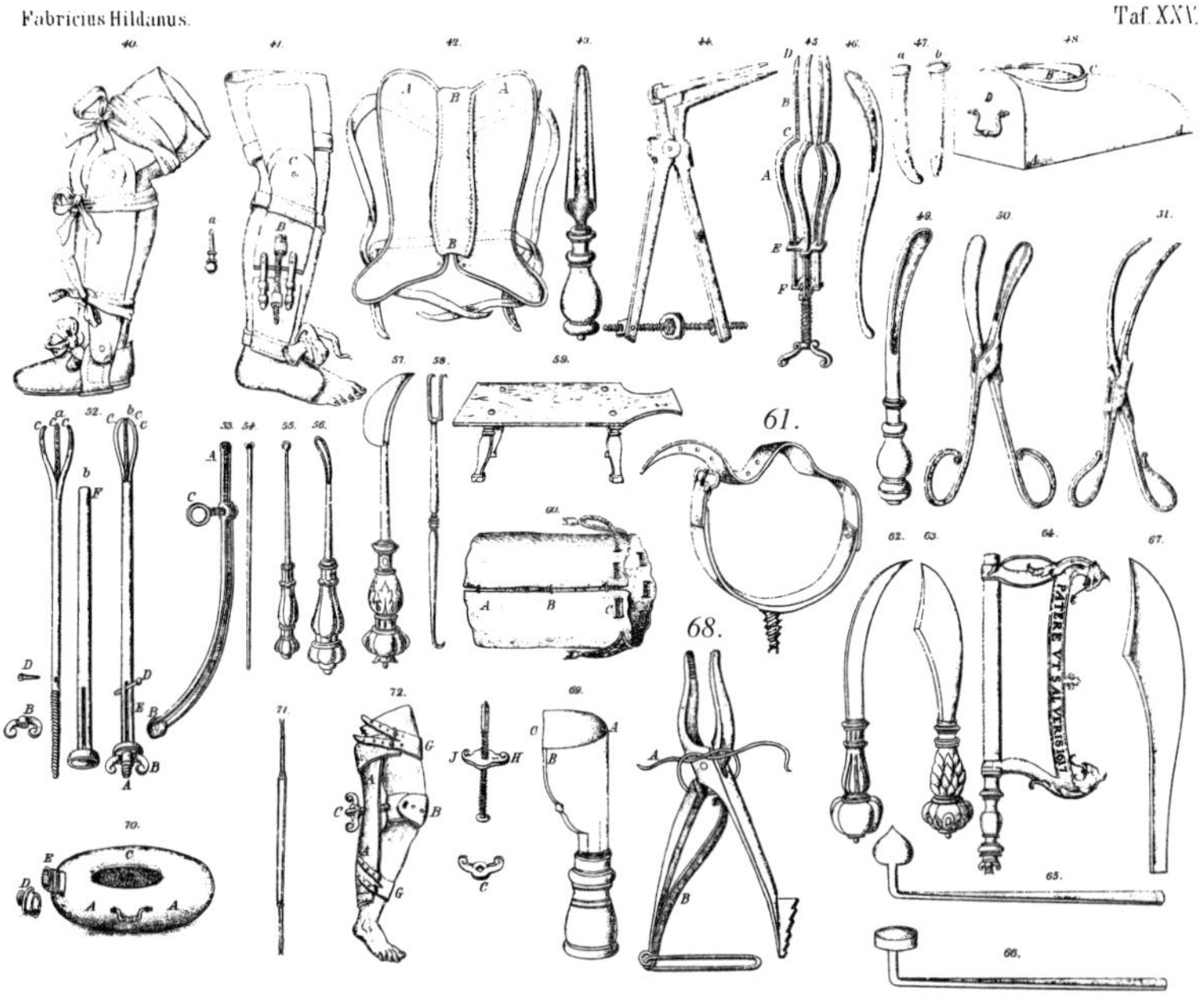

図14　ファブリキウス・ヒルダヌス著『壊死と壊疽』に記載された手術器械。68は「鳥喙鉗子」で、固定装置［一方の肢柄にラック、他方に輪状の留め具］もついている。結紮糸が器械にゆるく掛けられ、結紮法が説明されている。Gurlt: Geschichte der Chirurgie. Bd 3, Taf 25, p. 146–147, 1898［原著の Fig. 13］

[22]一六三九年にウッダールは「腐敗部」で切断することを勧め、治療した一〇〇例に死亡例は一例もなく、「壊疽がさらに広がる」こともなかったと述べた。当然ながら結紮による止血の必要はなかった。

[23]一七世紀のドイツ、フランス、イギリスにおける市民戦争と宗教戦争は外科の発展を止めたと思われる。ドイツのファブリキウス・ヒルダヌスの後、フランスのプティが現れるまで、外科医に偉人は出現せず、ヒルダヌスの本は当時の外科診療の規範であり続け、一八世紀はじめに

なってもあらゆる研究者に引用された。ドイツではハイスターの時代（一七二四年）まで、「創傷医」の教科書として利用された［図14］。

一方、基礎科学が発展し、とくに解剖学の生理学的な領域が発展した。『心臓の運動』[24]（一六二八年）が血液循環説を確立すると、動脈の正確な分布と関係がすぐに解明された。やがて繊細な銅板画（一六八五年ビドロー[25]）で正確な描写が可能になり、血管注入法（一六五五年ライス[26]）によって血管がほかの組織から正確に区別できるようになった。最初の近代的な解剖書、フォン・ゼンメリング[27]の著書（一七九一～九六年）までは、ほんの一歩にすぎなかった。

第七章　ターニケット

アルキゲネスとヘリオドロスの[1]「緊縛帯《きんばくたい》」は表在血管（静脈）の止血と皮膚の鈍麻に用いられ続けた。これは切断する部位のすぐ上と下に細い帯を巻く方法で、患肢のまわりに二、三回巻き付けて〔すぐほどけるように〕[2]半結びにした。

切断術の光景を絵にしたのはドイツの[3]ゲルスドルフが最初だが、この絵の緊縛帯は効果がなかったことが分かる［図15］。脛骨動脈の二本の枝が緊縛帯か包帯のようなものを潜り抜け、断端の数カ所から勢いよく出血しているからである。太い四肢の切断術では、患者が出血で死んでしまう前に急いで止血しなければならなかった。

パレの無骨な「烏啄鉗子《うかいかんし》」で太い血管の断端をつかんで引き出し、針糸を通して結紮するには、非凡なほど素早い正確な動きと器用な手先が必要だった。不器用な手にかかれば、数本の血管結紮に成功しても、残りの血管の出血で患者は死んでしまう。それゆえ、まだ結紮していない血管の断端を圧迫して出血を止めていなければならないので、不器用で下手な外科医にとって、パレの勧めに従うことは第二の人物の助けがどうしても必要になることを意味していた。

いつ誰が発見したのか知らないが、切断部から少し離れた太い動脈を圧迫すれば、すべての出血を止められることが知られていた［図16−1］。この頃には血管の正確な走行が知られており、博学な外科医には常識だった。パレも一七世紀のワイズマンも指で圧迫すれば止血できると述べたが、この方法は力が必要なので実用的ではないと付け加えている。圧迫が必要な場所が広く、指で圧迫できるほど狭くなかったので、圧迫し続けるのは困難だったからである。

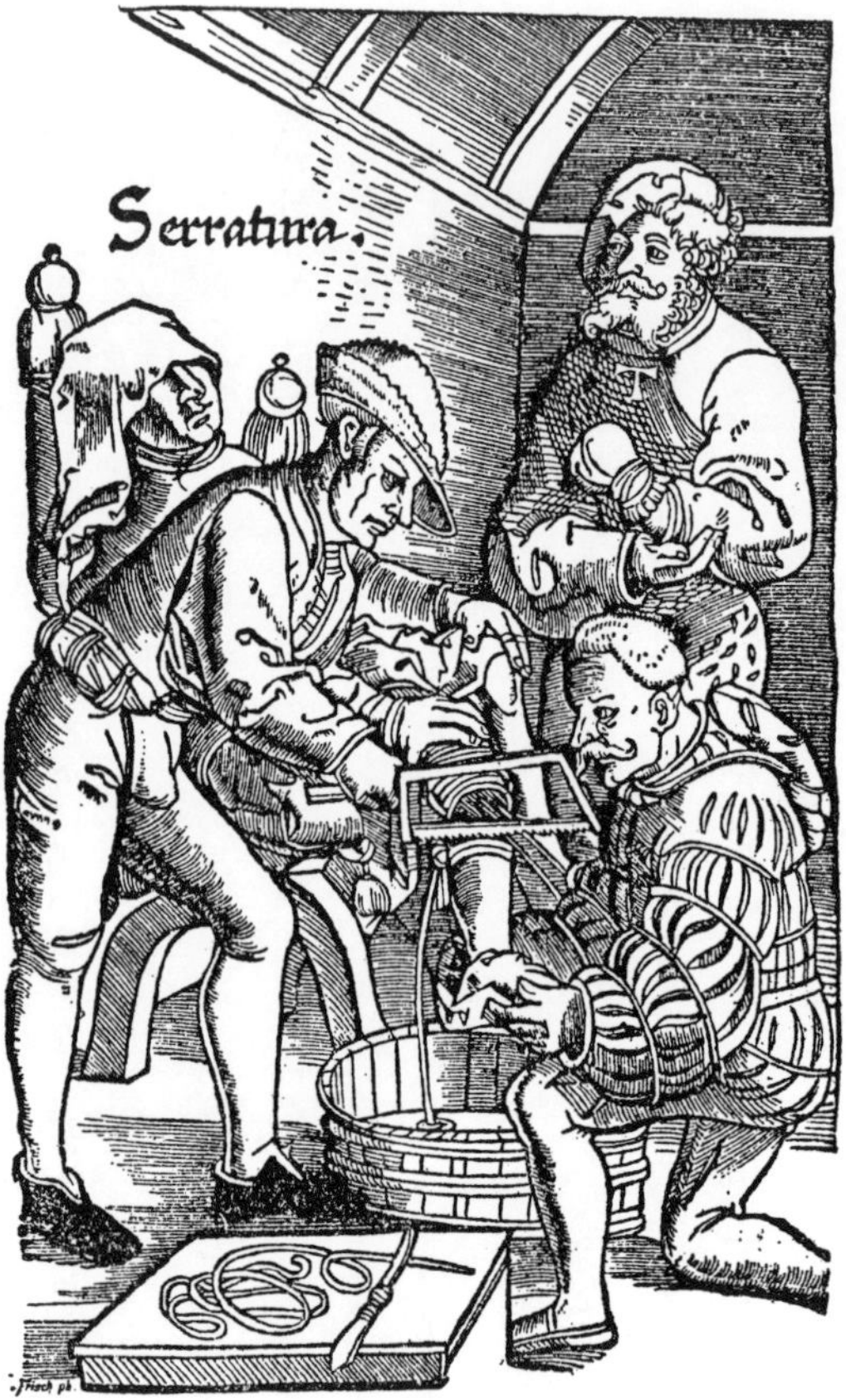

図 15　切断術の最初の絵。緊縛帯で表在静脈をできるだけ締めている。しかし、2 本の動脈は止血されず、血液が噴出している［放物線を描く出血が 3 本ある］。後方の人物の前腕の断端にゲルスドルフはブタの膀胱を被せている。Gersdorff: Feldtbuch der Wundartzney. 1517［原著の Fig. 8］

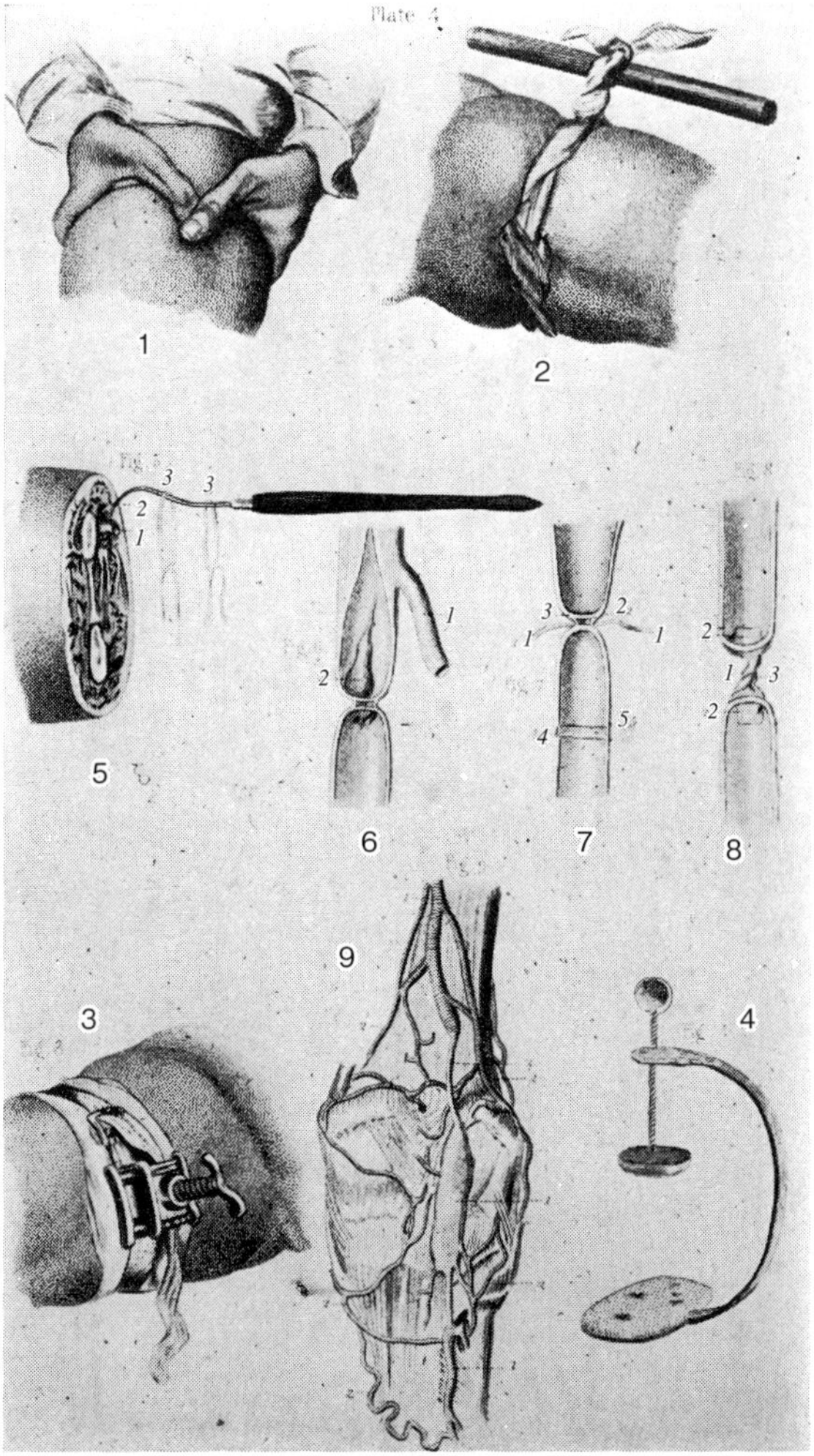

図16　スミスが図示したターニケットと支持鉤の使い方［1：指による大腿動脈の圧迫、2：ガロット、3：プティのターニケット、4：ベリンガムの圧迫器、5：切断術（1 動脈断端、2 支持鉤の先端、3 結紮糸）、6：動脈結紮（1 側副枝、2 凝血）、7：動脈壁の変化（1 結紮部、2, 3 内層と中層、4, 5 外層）、8：捻転止血（1 捻転部、2 内層と中層、3 外層）、9：側副枝の拡張］Smith: A System of Operative Surgery. vol 1, Plate 4, p. 50–51, 1852［原著の Fig. 17］

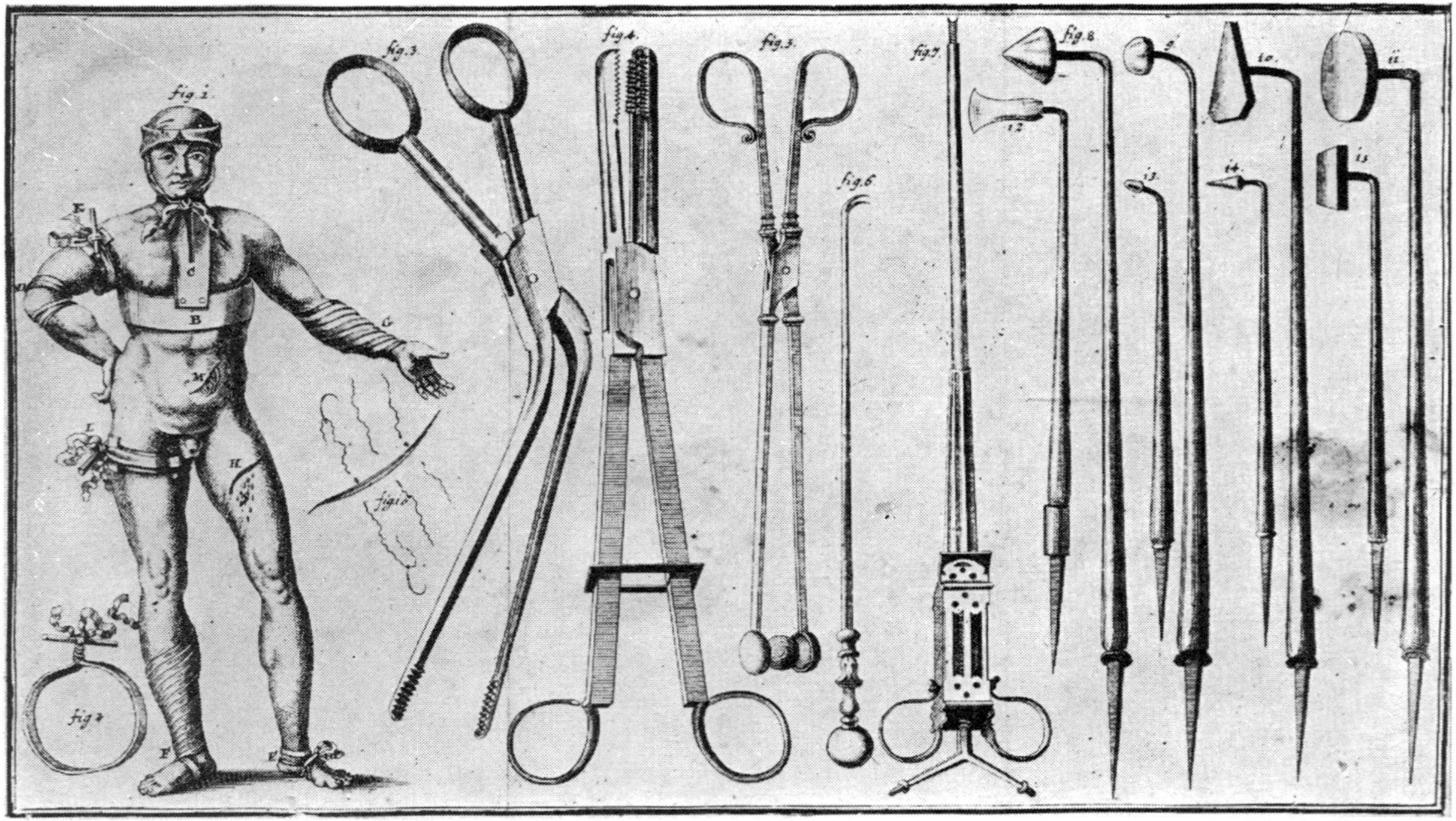

図 17　大腿動脈と上腕動脈に固い小枕を当てたターニケットが図示されている。焼きごてはまだ使われていた［fig1 各種包帯、fig2 ターニケット、fig3 鶴嘴《つるはし》鉗子、fig4 鴨嘴《かものはし》鉗子、fig5 鵞口《がこう》鉗子、fig6 弾抜フック、fig7 マッジの弾抜器、fig8–15 各種烙鉄］。Heister: Chirurgie. p. 80, 1724［原著の Fig. 15］

それゆえ、当時は断端の出血をすべて一度に止める方法がなく、どの止血法もほかの血管が出血している最中に行わなければならなかった。ブザンソン攻城戦（一六七四年）でフランスのモレルが新しい止血法〔ターニケット〕を考案した［図16-2］。[4]出血部の上流に包帯をゆるく巻き、この包帯の輪に通した棒をねじり、すべての出血を一時的に止める方法だった。一カ所ずつ余裕をもって止血することができた。これは画期的な発見だった。実際、[5]ターニケットがなかったら、切断術で結紮止血が選択肢として勝ち残れたか疑わしい。

　ターニケットの発展は早かった。フランスの[6]ディオニス（一七〇七年）はターニケットを勧め、モレルが発明したと述べている。[7]ハイスター（一七二四年）はターニケットの使用法を説明し、上肢と下肢の大手術における使用法を図解した。これらの図では、大腿動脈や上腕動脈の通る部位とターニケットとの間に布を小さく巻いた小枕がはさまれ、明らかに当時の〔血管走行に関する〕解剖生理の知識が応用されている［図17］。[8]プティのネジ式ターニケット［図16-3］、ゴム管ターニケット、[9]エスマルヒ駆血帯、[10]キャリパー式ターニケット［図16-4、22-2］などのターニケットの改良は、モレルが確立した原理に比べれば取るに足らない。

第八章　一八世紀の止血法

ルイ一四世の振興策によってフランスの文化芸術は繁栄し、この太陽王の治世には外科も繁栄した。外科侍医のフェリックスがルイ一四世の痔瘻を治し、フランスの外科医の教育に有利な影響を与えたのである。その後の一八世紀はじめ、プティ、ドゥソー、ショパールらに代表される偉大なフランス学派が生まれた。現代の外科はすべてこの学派から受け継がれたものである。これらの人物とともに、イギリスのチェゼルデンとポット、ドイツのハイスターの業績を調べれば、一八世紀の標準的な外科診療が分かる。

　ターニケットが外科診療で勝利したのは明らかだった。もはや切断術で止血が議論されることはなく、壊死部分より健康な部分での切断が望ましいことに疑問はなかった。しかし、なぜか結紮は止血法の二番目だった。加熱焼灼は選択肢の三番目に下がったが、第一選択は[1]化学薬品による止血〔化学焼灼〕だったからである。ターニケットの使い方は的確に説明されたが、結紮《けっさつ》はこの頃に普及しはじめた肘や膝より上の〔太い血管の〕切断術だけに勧められた。中等度の血管には[2]「止血ボタンつまり硫酸塩」、細い血管にはミョウバンを当て、微細血管は包帯で直接圧迫した。化学焼灼は加熱焼灼に取って代わり、一六世紀のパラケルスス以前にはふつうに用いられていたクモの巣、ウサギの毛、塵埃などの動植物性の止血剤は駆逐された。

1　一八世紀前半の止血法

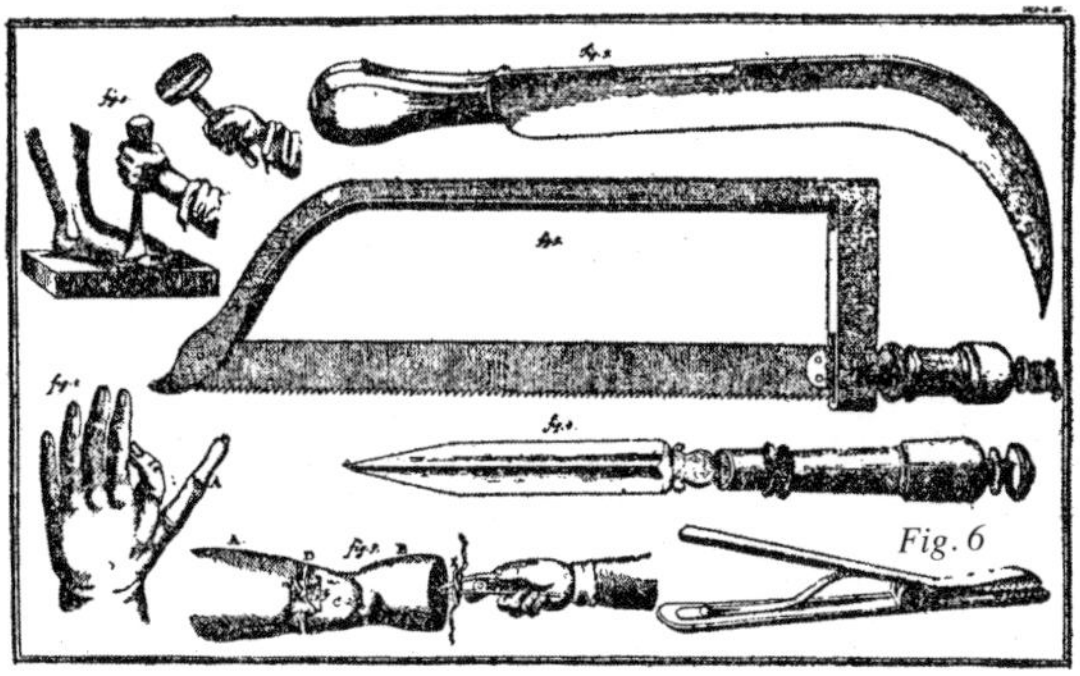

図18　この頃の「烏喙鉗子」はバネで閉じることができる(fig6)。ターニケットの使用法が図示されている。Heister: Chirurgie. p. 447, 1724.［原著の Fig. 14］

ハイスター[3]（一七二四年）は切断術における止血について論じ、年配の外科医と少数の若い外科医は血管損傷にまだ加熱焼灼を用いているが、現在はほとんど放棄されている、と述べている。放棄された理由のひとつに、血管にできた痂皮が脱落して再び出血する恐れのあることがあった。ハイスターは細い血管には加熱焼灼が有用で安全とみなしたが、細い血管でも結紮することが多く、「烏喙鉗子《うかいかんし》」つまり動脈鉗子で血管を引き出して丈夫なロウ引き糸で結紮すれば、加熱焼灼よりも安全だと考えていた［図18］。

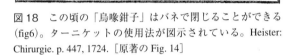

フランスのルドランは『外科手術書[4]』で切断術における止血を次のように論じている。

止血法にはいろいろな方法がある。第一に、硫酸塩のボタンを血管に当てる。第二に、ミョウバンのボタンを当てる。第三は、結紮である。これらのどれにも利点と欠点がある。

〔第一の〕硫酸塩のボタンは圧迫固定するとよい。硫酸塩が徐々に溶出し、血管と肉がかなり焼灼され、焼灼した部分より上流の血管の血液は凝固する。痂皮は化膿によって脱落する。しかし、この方法には欠点がないわけではない。硫酸塩のボタンが大きすぎると、痂皮が予想以上に大きくなり、かなりの肉を焼灼し、骨面に達することもある。この危険を避けるには、小さなボタンを用い、しっかり固定する。

〔第二の〕ミョウバンのボタンは同じように圧迫固定する。凝血が形成されて血管の穴を塞ぎ、動脈の流出を止めるので、止血効果も同じようによい。しかし、痂皮ができないので、凝血が固定されずに脱落し、出血が続発する危険がつねにある。

〔第三の〕血管結紮がもっとも確実な方法だが、これにも欠点はある。動脈と伴走する神経をいっしょに結紮するのを避けることはきわめて難しく、数日後に痙攣を起こすことがあり、結紮糸を切らざるを得なくなる。

しかし、どの方法にも欠点はあるが、どれかを用いざるを得ない。それには、状況に合った方法を決めなければならない。患者が落ち着いて安静を保つことができれば、ボタンを使うとよい。ボタンならば、痙攣の危険もなく確実に止血できる。しかし、切断術の後に患者が動かなければならないときは、もっとも確実な結紮を用いるとよい。痙攣が起こるとしても、術後の数日間は起こらない……

結紮するとき、私は二、三本の糸をロウで固めて一本にし、鈍尖の曲針につけ、糸で血管が切れないように周囲の肉といっしょに血管のまわりに針糸を通す。次に糸の両端を二回からませ、さらに半結びを加える〔外科結紮という〕。数本の血管から同時に出血しているときは、まとめて一回で結紮できなければ、一本ずつ結紮しなければならない。

止血が終わったら、ターニケットを完全にはずす。結紮糸の端は切らずに長く残して創外に垂らし、術創を被う亜麻布から区別できるようにする。

これが一八世紀前半の最善の外科診療だった。

2　一八世紀末から一九世紀はじめの止血法

チェゼルデンの弟子シャープは著書『外科の批判的現状分析』(5)（一七五〇年）で、結紮法を擁護し、結紮反対論を批判した。また、シャープは加熱焼灼後の再出血の危険を強調し、化学焼灼ではこの危険がさらに大きいと述べた。

しかし、シャープが紙幅を割いて論じたのは、神経を結紮すると痙攣が起こるという問題で、当時これはほぼ事実とみなされていた。これはガレノスが世界に広めた古い学説で、現在でも破傷風を神経損傷の結果とみなす粗雑な考えとして残っている。シャープは、神経結紮による危険が強調されるが、神経が伴走する太い血管を結紮しても痙攣が起きなかったことは何度もあると述べ、その例としてヴァルサルヴァが肘の血管を二重結紮した患者の剖検報告を挙げた。

現在、血管と周囲組織をいっしょに結紮することは避けられている。その理由は、近くの神経を巻き込まないためだが、一次治癒を目指して〔化膿を避けて〕いるためでもある。前者のためには血管だけを結紮する必要があり、後者のためには結紮糸の早期除去が望ましい。

血管だけをつまみ出す繊細な操作に当時の鉗子は不向きだった。もともと異物摘出のために開発されたので、現在の骨鉗子に似ており、素朴で無骨だったからである。そのため、古代ローマの支持鉤［フック］が復活した。(6) 一八世紀中頃から、ドゥソー、チェゼルデン、ポットらはどんな血管でも周囲組織からていねいに剥離して引き出すという方針を採った。

一方、一八世紀の終わり頃、大部分の人は太い血管の出血が不幸の大きな原因とみなし、絹糸であれ麻糸であれ、太い血管の結紮には太い丈夫な糸が必要と考えたので、創傷内に残される結紮糸の量はかさばっていた。

（1）止血の機序

ウィリアム・ハーヴィ以降、血流は動脈から出て静脈に還ることがしだいに理解されていた。臨床経験からも実験結果からも、動脈圧は高く、静脈圧は低いと考えられるようになった。イギリスのスティーヴン・ヘイルズは『血行動態』(7)（一七三三年）を著し、ウマの頸動脈に入れた長いガラス管を上昇する血液の柱の高さを測り、血管内圧の正確な知識をもたらした。

この頃まで、切れた血管の出血はほぼ力学的に止められると考えられていた。血液が凝固することは知られていたが、血液が固まるから出血が止まるのではなく、血流が止まるから血液が固まると考えられていた。[8]一七三一年にターニケットで有名なプティがこの問題を研究して報告した。プティの結論によると、切れた動脈の出血は凝血ができて止まり、凝血は一部が血管内、一部が血管外で形成され、動脈の内壁、血管の傷口、周囲組織にくっつく。結紮すると結紮部の上流に同様の凝血が形成され、血管の一時的な圧迫でも形成される。出血が止まる要因が血液凝固であることをはじめて認識したのはプティだったのである。

しかし、プティに強く反対する人たちがいた。切れた動脈の断端が周囲組織の中に引っ込んで収縮し、力学的に閉塞する〔血流が止まる〕と考える人たちと、血管周囲の傷ついた組織がむくんで血管を圧迫することが血流が止まる要因と考える人たちだった。この論争はジョーンズの実験まで決着しなかった。

一八〇五年にイギリスの外科医ジョーンズは、ジョン・ハンターから実験の訓練を受け、この問題に関する決定的な本を書いた。ジョーンズが一七七一年のヒューソン著[9]『血液成分の実験研究』を参照したことは明らかで、ヒューソンは血液から「凝固リンパ液」が分離できると述べていた。一方、顕微鏡が普及して（マルピーギやレーウェンフックの）微細解剖の研究が可能になり、動脈壁が三層からなることが明らかにされていた。また、結紮すると動脈の内膜と中膜が破壊されるというドゥソーの観察が報告されていた。ジョーンズ[10]は実験でこの破壊を確認し、これらの膜が切れて形成される凝血が止血の要因であることを明確に示した。
ジョーンズの実験研究は状況を一変した。それはサミュエル・クーパーの『臨床外科事典[11]』の説明を読めばよく分かる〔本書の末尾を参照〕。

（2）結紮糸の問題——再出血と膿瘍形成〔縫合糸膿瘍〕

ジョーンズは結紮で起こることを明確にした。内膜と中膜が切れて凝血とくっつき、外膜だけが切れずに残る。外膜には当時の用語でいう「潰瘍形成」が起こり、潰瘍が十分に深くなると〔外膜も切れて〕糸はゆるんで脱落する。この過程が化膿の結果であることは今では明らかである。化膿しなければ、外膜は破れず、化膿が内膜にまで波及することはない。

しかし、外膜も破れて結紮糸が脱落すると、当時の「嫌われもの」つまり再出血が起きることがあった。化膿がひどいほど再出血の危険は大きいが、一般に化膿の程度は創傷内に残される異物つまり結紮糸の量に比例することが知られていた。この量を減らすため、一七八六年[12]にヘアは結紮糸を結び目の近くで切る方法を報告したが、この方法が厳守されることはなかった。術創の治癒後かなり経ってから〔結紮糸が化膿を起こし〕、埋まっていた糸の結び目が手術創から膿とともに必ず排出されたからである。しかし、一八〇六年[13]にヴィーチはヘアの方法を復活させ、糸の一端だけ切り取り、他端は傷の外に垂らした。この方法はかなり広く行われ、結紮糸に起因する再出血の危険は大きく減少した。

切断端などの手術創がいつも化膿していたと考えてはならない。とくにイギリス学派は、チェゼルデンの指導を受けながら、一次治癒を模索していた。特定の人の手にかかれば、厳格な清潔が重視され、手術創はすぐに閉鎖されたので、外に垂らした結紮糸の通り道を除けば、手術創は化膿しないで治癒することが多かった。[14]結紮糸による化膿をなくすことができれば、創傷はすべて思い通りに一次治癒で治ると考えられた。

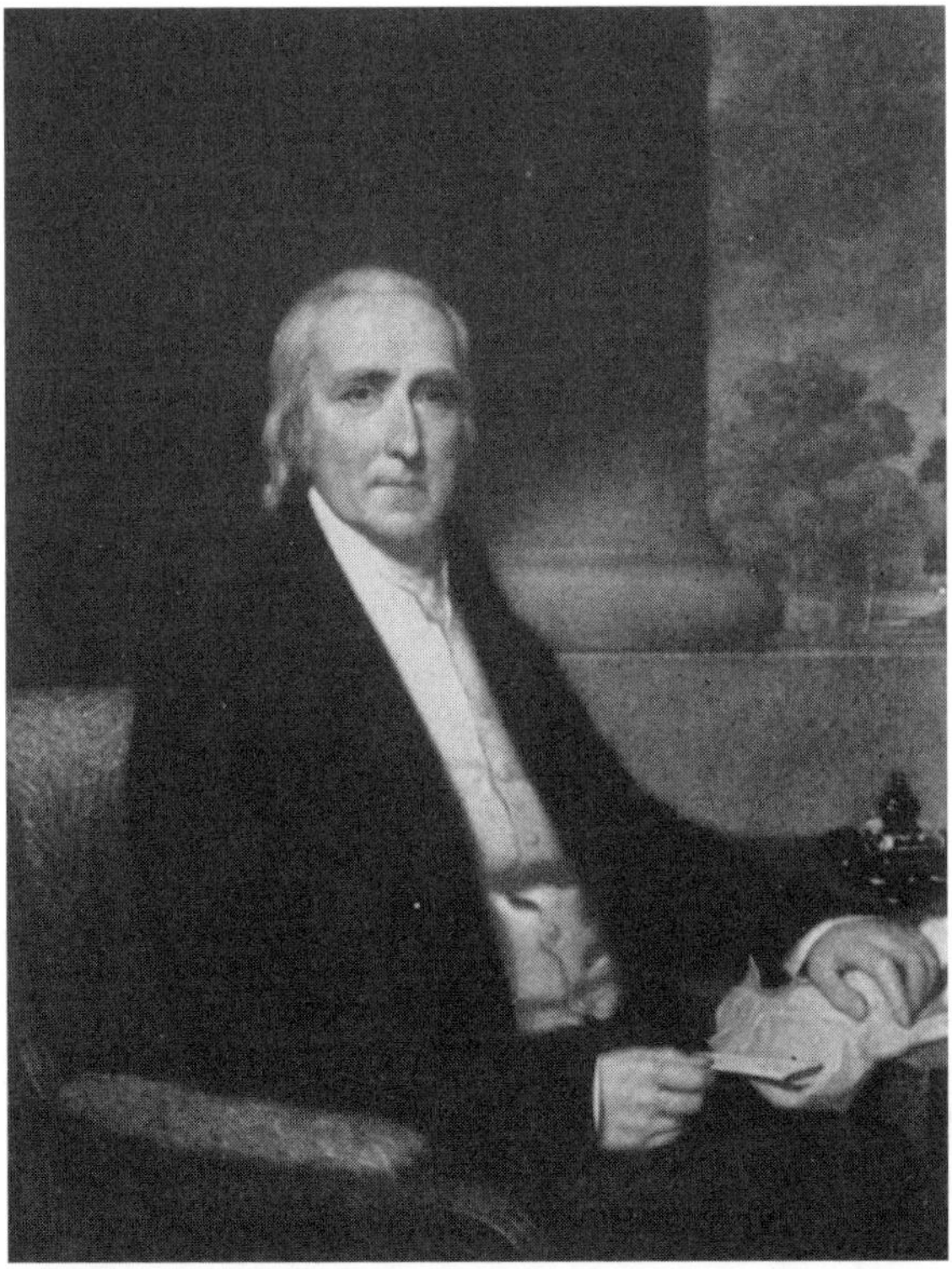

図19　フィリップ・シング・フィジック（1836年）。Portrait of Philip Syng Physick. drawing by Henry Inman,（1801–1846）［原著の Fig. 16］

この方針が真剣に検討されて成功したのは、アメリカ外科の功績である。[15]一八一六年にフィリップ・シング・フィジック〔図19〕はシカ革をねじってつくった〔吸収される〕糸を用い、糸の両端を短く切ることを提案した。この方法はドルシーの外科書で紹介され、アメリカでかなり好評を博したことは間違いない。[16]一八二七年にボルティモアのジェイムソンがその変法を勧めているからである。また、[17]一八二一年にネイサン・スミスは卵巣切除術で嚢腫の茎部結紮にシカ革の糸を用い、マクダウェルもこの吸収糸を用いたといわれている。

[18]フランスではマルゲーニュがフィジックの方法を推奨した。〔第一〇章を参照〕

[19]イギリスでは一八一七年にサー・アストリー・クーパーが吸収糸を用いて結紮したが、一八三八年にリストンが著書『臨床外科』で次のように述べている。

[20]結紮糸の両端を短く切って体内に残すことが一時期かなり流行した。結び目は体組織の中で、蜂窩組織〔結合組織のこと〕の嚢に包まれ、無事に存在し続けられると考えられていた。また、腱、腸線、魚皮などの動物性の糸を使えば、血管を塞ぐ役目を十分に長く果たした後、吸収されて除去され、炎症などの問題は起こらないと考えられていた。

しかし、このような考えは勝手な思い込みであり、糸の吸収がちょうどよい時期に起こり、早すぎないのはなぜなのか、この方法の提唱者は説明していない。どんな動物性の糸でも必ず吸収されるのかということも明らかにされていない。

これらの盲信はすべて裏切られた〔吸収糸も膿瘍を形成した〕。どんな材料の糸でも無事に存在し続ける例はあるが、問題を起こす例のほうが多い。完全に治ったと思われた後でも、炎症性の疼痛や腫脹、膿瘍の形成が起こる。次々に膿瘍が形成され、次々に結び目が出てくる。この不愉快な異物は最終的にすべて排出されるが、そのために完治は長引く。

リストンの時代には吸収糸による結紮はすたれていたと思われる。

第九章　止血鉗子

一九世紀になると、血管の解剖生理の知識が増えて応用され、血管手術が待機的に行われるようになり、しだいに感染の合併が危険なほど多くなった。一八世紀には、ジョン・ハンターが血管結紮後に側副枝〔迂回路〕ができることを実験で明らかにし、結紮手術を待機的に行った。この血管結紮が最初に実施されたのは末梢の動脈瘤の手術だった。

アメリカの外科医ハルステッドの『甲状腺手術の話』[1]によると、動脈瘤の手術の経験から得た技術を基に、一九世紀の外科医は大胆にも甲状腺の切除を行うようになった。しかし、甲状腺はきわめて血管の多い臓器なので、数人の熟練医しか手術しなかった。たとえば、一八二二年にベルリンのフォン・グレーフェは甲状腺切除術で五三本の動脈を結紮した。一八三五年にパリのルーは四七本を結紮した。一八四九年にロシアのピロゴフは三〇本の動脈を結紮した。この出血の多い手術には反対意見が多く、細部を完成して安全な手術にしたのは、ドイツのフォン・ブルンス、スイスのコッヘル、アメリカのハルステッドだった。この手術に必要なのは、甲状腺の血管解剖の知識とともに、支持鉤[2]や結紮鉤《けっさつこう》ではなく、出血を一時的に止めておく器械だった。

1　動脈鉗子の誕生

動脈鉗子の原形は歯科用の鉗子で、有史前に発明されたと思われる。
クロムホルツ[3]によると、古代にはデルフォイの神託神殿に鉛製の鉗子が奉納されているとエラシストラトスが述べているという。抜歯鉗子はヒポクラテスも言及し、古代ローマの外科医の手術器械の中に何本もみつかっている。歯科用の鉗子は、当初は間違いなく矢尻などの異物の摘出にも用いられ、やがて火薬の爆発で飛ぶ銃弾の摘出に用いられるようになった。

中世には、アルブカシスの著書に数種類の鉗子が描かれ、何度も筆写されてパレやスクルテトスの時代まで伝えられた。

ルネサンス時代には、パレが血管をつかむのに鉗子を利用することをはじめて勧め、動脈を引き出して結紮するのに「烏《う》喙鉗子《かいかんし》」を用いた［図11］。この鉗子はアルブカシスの図のひとつを手本にしているが、ポンペイでみつかった器械によく似ている。パレ自身が説明したように、ふつうは異物の摘出に用いられていた。

一七世紀には、スクルテトスの『外科医の宝庫』[4]（一六五三年）にパレの鉗子がいくつかの似た器械といっしょに記載されている［図20］。血管をつかむときは、ドゥソーの時代になっても血管が周囲組織から剝離されることはなく、この素朴で無骨な器械で必ず周囲組織といっしょにつかむか、術者か助手の指で直接つまんでいた。

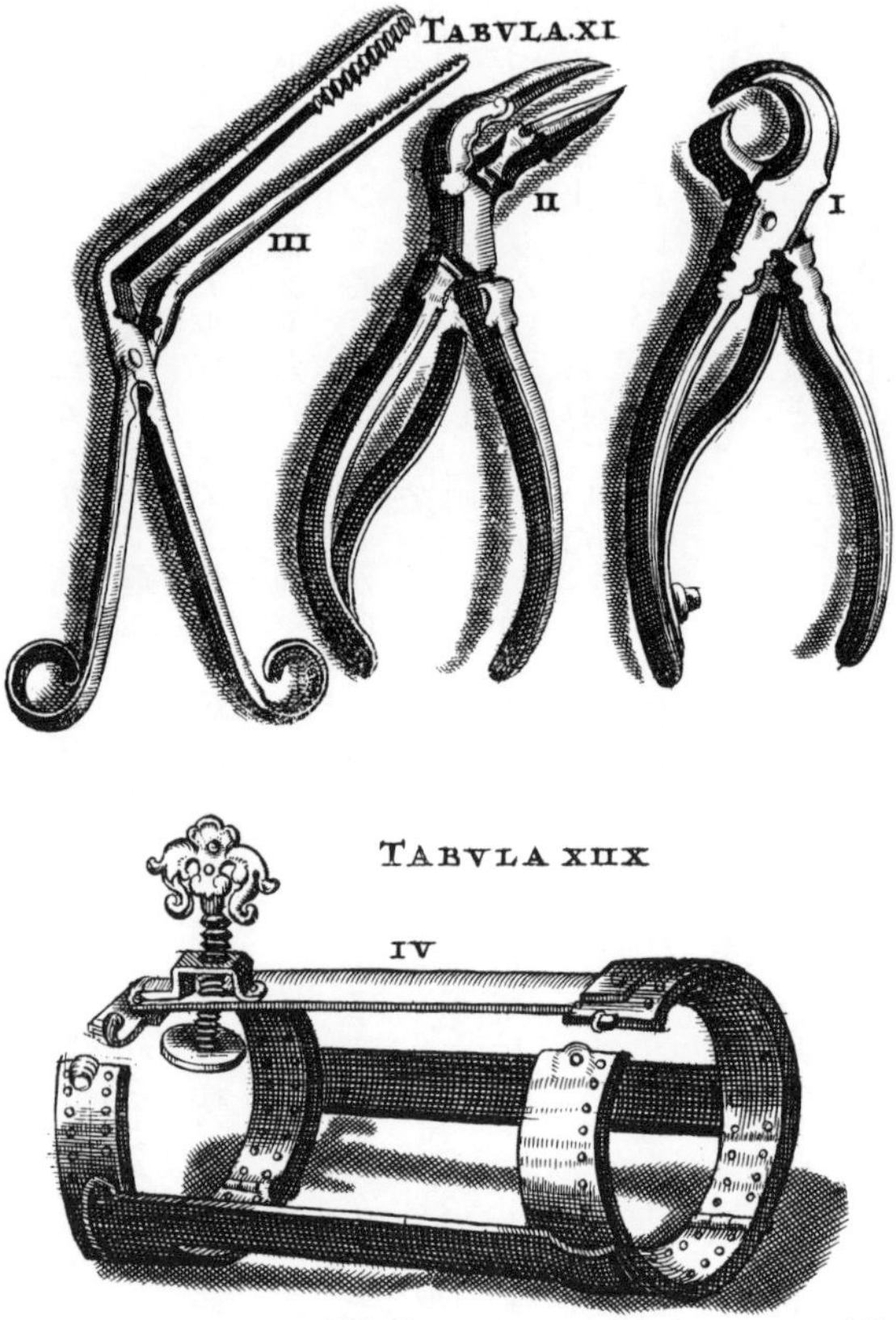

図20　図版XI　Ⅰ：鸚鵡嘴《おうむはし》鉗子、Ⅱ：烏喙鉗子、Ⅲ：鶴嘴《つるはし》鉗子、図版 XIIX　Ⅳ：鉄製の腕用圧迫装置、ネジで動脈を圧迫する。プティはこの器械を知っていたが、これを基にネジ式ターニケットを考案したとは述べていない。Scultetus: The Chyrurgeons Store-House. Tabula 11 and 18, p. 27 and 45, 1674

一八世紀には、フランスのドゥソーやイギリスのチェゼルデンらが血管のていねいな剝離をはじめた。このやり方が広まると、もっと繊細な器械が必要になり、支持鉤《しじこう》が用いられるようになった［図21］。支持鉤の原形は鉗子と同じく歴史に埋もれている。分かっているのは、ケルススが創傷で結紮止血、ヘリオドロスがヘルニア手術で捻転止血を行うとき、支持鉤を用いて血管を引き上げるのを勧めたということである。鉗子と同じように、支持鉤も古代ローマの器械ケースの中に何本もみつかっている。支持鉤が精緻で繊細な器械として復活したとき、外科医のテーブルでナイフに次ぐ重要な器械になり、リストンのような熟練医の手にかかれば間違いなく有用だった。やがて支持鉤は改良されて結紮鉤になり［図21］、当時の止血の「第三要件」[5]になった。

一方、人体の微細解剖、比較解剖、顕微鏡の標本作製が発展し、現在も用いられている解剖鑷子《せっし》が開発されていた。この鑷子は、フォン・グレーフェの提案に従い、閉じたままでロックする仕組み〔固定装置〕が付加されて動脈をつかむのに利用され、動脈鉗子[6]と呼ばれる最初の器械になった。同じ頃（一八二九年）[7]、パリのアミュサは同じようなスライドロックの血管捻転用の鑷子を考案した［図21］。また、ニューヨークのブッシュ[8]は「スライドするバーと二つのボタンのついた四角いクチバシ状の鑷子で血管の断端をねじって」止血した。

一八三八年にリストンは次のように述べている。

> 蜂窩組織[9]〔結合組織〕が疎性で薄いときは、一般にふつうの解剖鑷子か鋭いフックの支持鉤を用いれば、血管の断端を引き出すのに困難はない。助手がいないとき、外科医は一本の鑷子があることの有り難みが分かる。この鑷子には適切な関節があり、スライドロックなどの固定装置でしっかり固定される。現在はいろいろな器械メーカーから入手できるが、今までのものより形が〔洗練されて〕無骨ではなくなった。

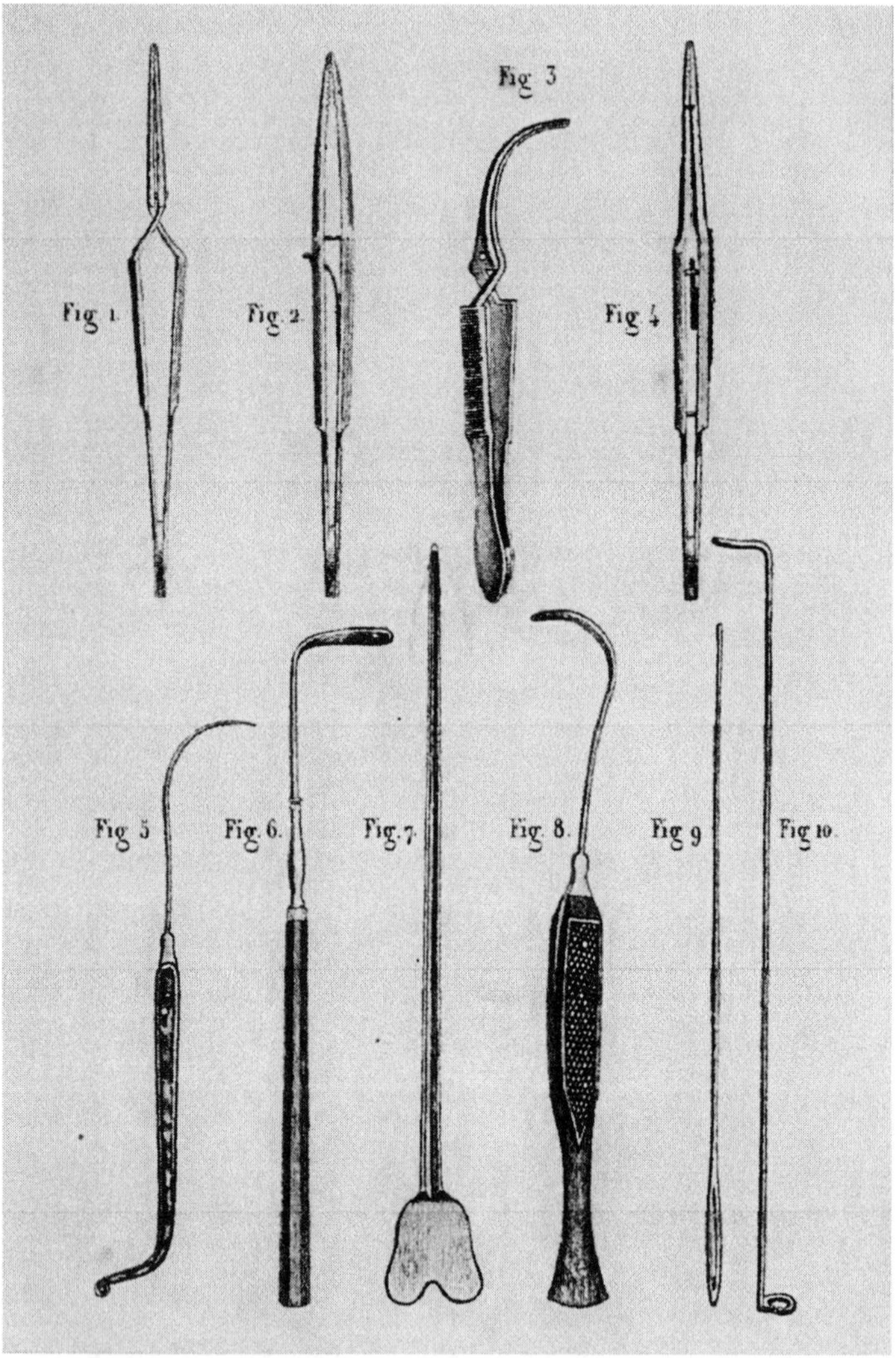

図21　結紮鉤［結紮針］は fig6 と fig8［fig1：シャリエールのバネ鑷子、fig2：グレーフェのバネ鑷子、fig3：シャリエールの曲鑷子、fig4：アミュサの捻転鑷子、fig5：支持鉤、fig7, 9：目穴付き消息子、fig10：結紮補助器］。
Bernard C, et al: Illustrated Manual of Operative Surgery. p. 25, 1855

リストンの大腿切断術用の器械セットは「刀背がなまくらで鋭尖の細長いナイフ、平たくて良質の使いやすいノコギリ、解剖鑷子一本、固定装置つき鑷子一、二本」[10]からなっていた。支持鉤がないのは、代わりに鑷子を用いるようになっていたからだと思われる。イギリスでは現在まで、この鑷子はリストンの動脈鉗子と呼ばれている。

2　止血鉗子の発展

アメリカのヘンリー・スミス著『外科手術大系』[11]（一八五二年）では、図版Ⅰにこれらの鑷子、図版Ⅱに一八〇〇年にフィリップ・シング・フィジックが考案した持針器の美しい鋼版図があり、その下方に銃弾鉗子が描かれている。持針器はこの銃弾鉗子に固定装置のフックをつけたものと考えられる［図22］。現在の止血鉗子はこの銃弾鉗子にフックではなくラチェットをつけたものにすぎない。フランスの器械業者シャリエールは、止血鉗子の原形の布鉗子を開発したが、フィジックの鉗子を知っていたのだと思う。

一八五八年[12]にシャリエールは、鉗子の輪状柄にラチェットをつけ、血管捻転にも使える包帯交換用の布鉗子を開発した。一八六二年にフランスの外科医クーベルレはこの布鉗子を手術に用い、血管をはさんで圧挫し、数日間そのまま放置した。その原理は同じ頃イギリスでサー・ジェイムズ・シンプソンが提唱した長い針による針圧止血法に少し似ていた。一八六七年にフランスのペアン、一八七二年にイギリスのスペンサー・ウェルズは、二人とも自分の名前で呼ばれている止血鉗子を開発し、圧挫するだけの〔結紮しない〕止血法を広めた。また、一八七二年にイギリスのブライアントは捻転鑷子を考案して捻転するだけの止血法を勧め、一〇〇例以上で大腿動脈のような太い動脈

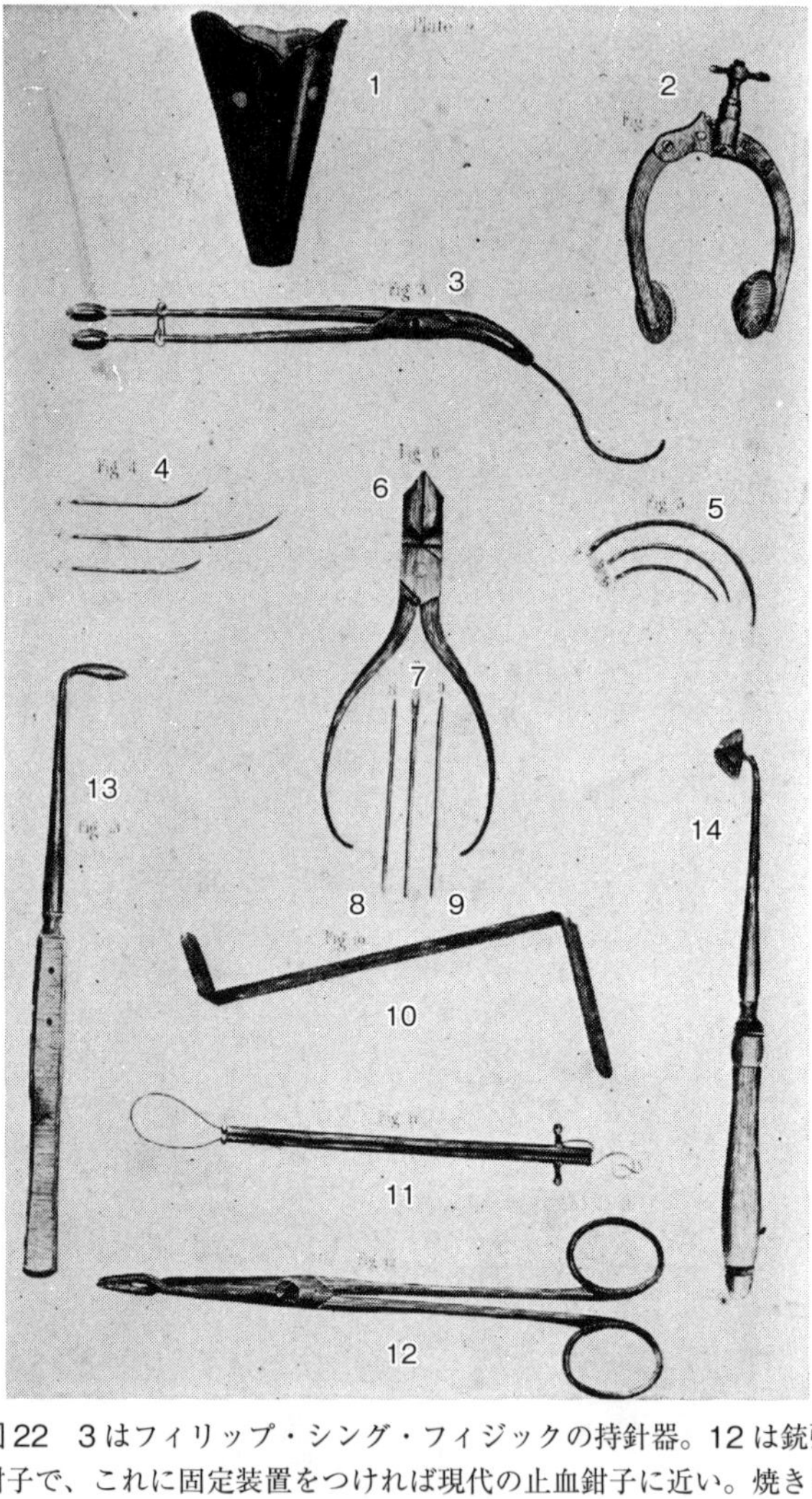

図22　3はフィリップ・シング・フィジックの持針器。12は銃弾鉗子で、これに固定装置をつければ現代の止血鉗子に近い。焼きごてはほぼ消滅した［1：スズ製吸入器、2：シニョローニのターニケット、4：直針、5：曲針、6：骨鉗子、7, 8, 9：兎唇針、10：曲ベラ、11：括断器、13, 14：焼きごて］。Smith: A System of Operative Surgery. vol 1, Plate 2, p. 38–39, 1852［原著の Fig. 18］

も止血できたという驚異的な報告をしている。

ハルステッド[13]はドイツのズュースキントが一八七七年に報告したフォン・ブルンスの方法を次のように説明している。

〔ブルンスは〕クーパー剪刀か指かナイフの柄で組織の層間に通路をつくり、この通路に針糸を通し、血管を含む組織を二カ所でしばり、その間で切断していた。

うれしいことに、ズュースキント[14]〔ブルンスの教え子〕の学位論文にブルンスの甲状腺手術の器械リストをみつけた。

鋭尖ビストリー数本、解剖鑷子数本（できれば有鉤鑷子）、クーパー剪刀、動脈瘤針（できればブルンス結紮鉤）一本、ミュゾー双鉤鉗子か有窓鉗子一本、グレーフェかデュピュイトランの結紮鉤数本、腸線と絹糸、海綿、水、鈍尖フック数本。

動脈鉗子がリストにないのは見落としだろう。というのは、ブルンス著『臨床外科ハンドブック』[15]（一八七三年）第一巻二九頁に、次のように書かれているからである。

指で閉じるふつうの鑷子はいろいろな装置で閉じたままにできる。なかでもドイツのフリ

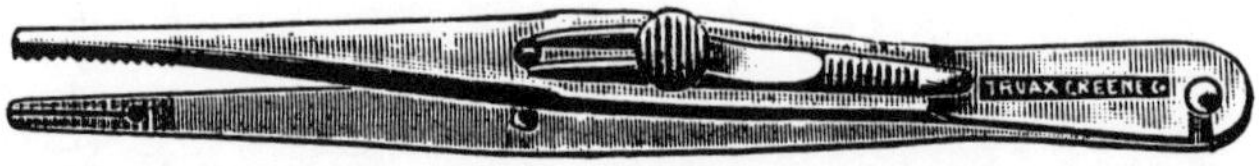

図23　フリッケのスライドロック。肢柄の一方に細長い穴があり、この穴の中を滑るピンが他方の肢柄にあるピンとかみ合い、肢柄を閉じた状態で固定する。Truax C: The Mechanics of Surgery. p. 301, 1899

ッケのスライドロック〔図23〕はこの目的に最適なことが分かった。こうしたロック付き鑷子は動脈出血の止血に用いられるので、動脈鉗子と呼ばれているが、皮膚や粘膜の縁をつかんだり、血液や粘液を拭き取る海綿をつかむのにも用いられている。

同じ頃、ハルステッドはドイツの外科医ビルロートのクリニックについて次のように述べた。

鉗子が用いられるようになると、〔一八七七、八年に〕ビルロートはこれが役に立つ場合をいろいろ研究した。たとえば、血管を含む組織を二カ所でつかんでその間を切断したり、何かをつかんだまま数本を創傷内に残したりした。[16]

近代的な鉗子の発展については、ハルステッドの説明がよくまとまっている。

〔以下、本章末まではハルステッドの説明の引用〕

一八八一年〔一八八〇年の誤り〕にドイツから帰国したとき、私はアメリカ[17]

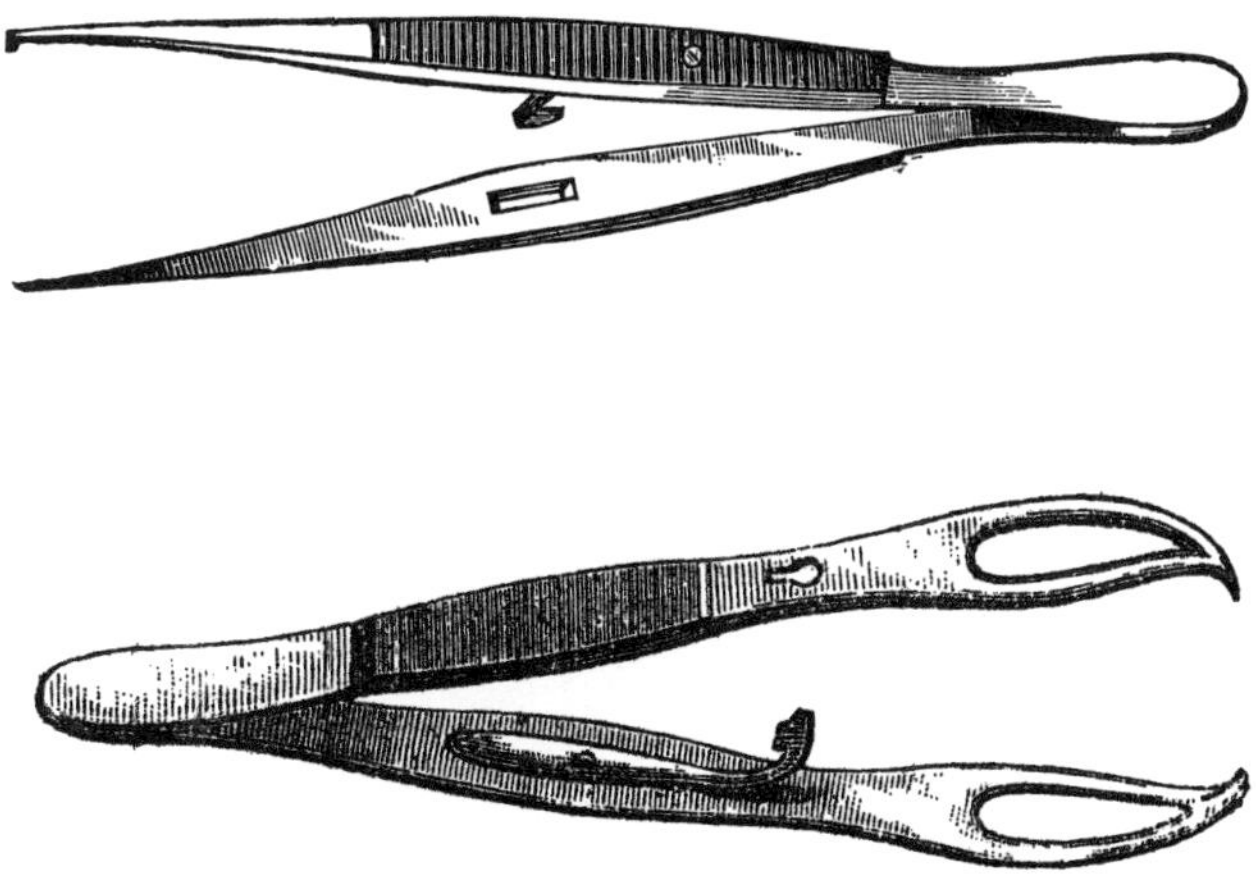

図24　リストン鑷子（上）とワクリー鑷子（下）Truax C: Op. cit., p. 302, 1899

の外科医がよい手術器械とくに動脈鉗子がなくて困っていることを知った。数が少なく、設計も不適切だった。ニューヨークのほとんどの病院にある動脈鉗子は窓穴のある有鉤バネ鑷子（リストン鑷子かワクリー鑷子）［図24］の一種類だけで、実際にアメリカやイギリスで入手可能なものはこの一種類だけだった。

ロンドンのS・モウ、ソン・アンド・トンプソン社の丹念なカタログ一八八二年版には、捻転鑷子〔有鉤バネ鑷子〕のほかに動脈鉗子の記述はない。

パリのコラン株式会社のカタログには、日付はないが同じ頃に、小さなクーベルレ鉗子とペアン鉗子だけが図示されている。「バネ動脈鉗子」が目録にあるが、これはロンドンのモウ・アンド・ソン社のカタログ〔一八六九年〕にある有鉤バネ鑷子と思われ、一八八〇年かその少し後までアメリカで広く用いられていた。

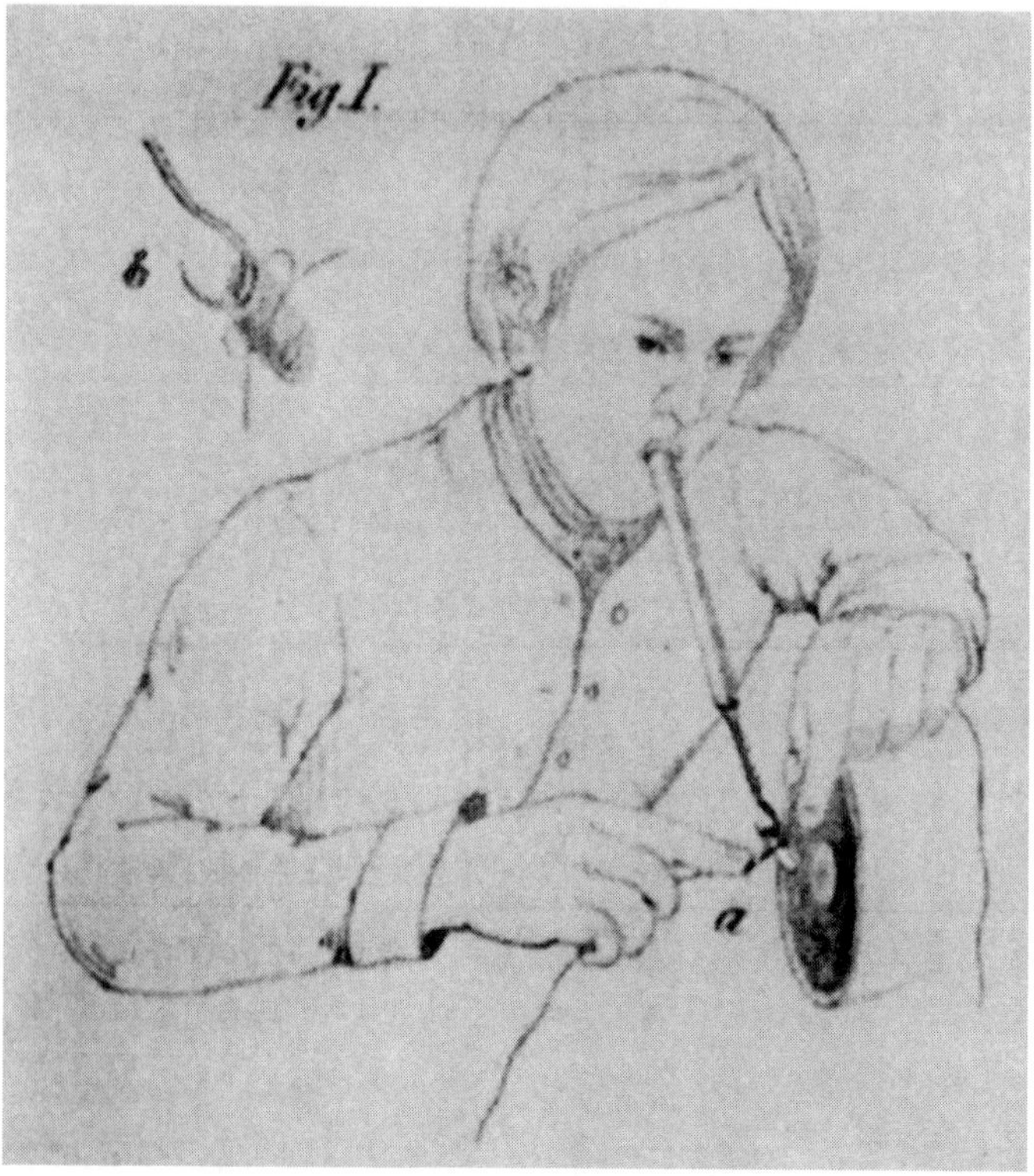

図25　ギュンターの図。Günther GB: Lehre von den blutigen Operationen am menschlichen Körper. Bd. 1, Tafel 5, Fig 1, p. 36, 1859

一八五九年のギュンター著[18]『人体の観血的手術教本』第一巻三六頁の第V図〔図25〕に、支持鉤を用いて止血している様子を描いた、すばらしい石版画がある。切断された動脈の断端を支持鉤の先端に引っかけて引き上げ、術者が支持鉤の柄を口にくわえているので、人手がなかったことが分かる。

一八九〇年頃になっても、アメリカの外科医とくに年配の外科医には止血に支持鉤を好んで用い

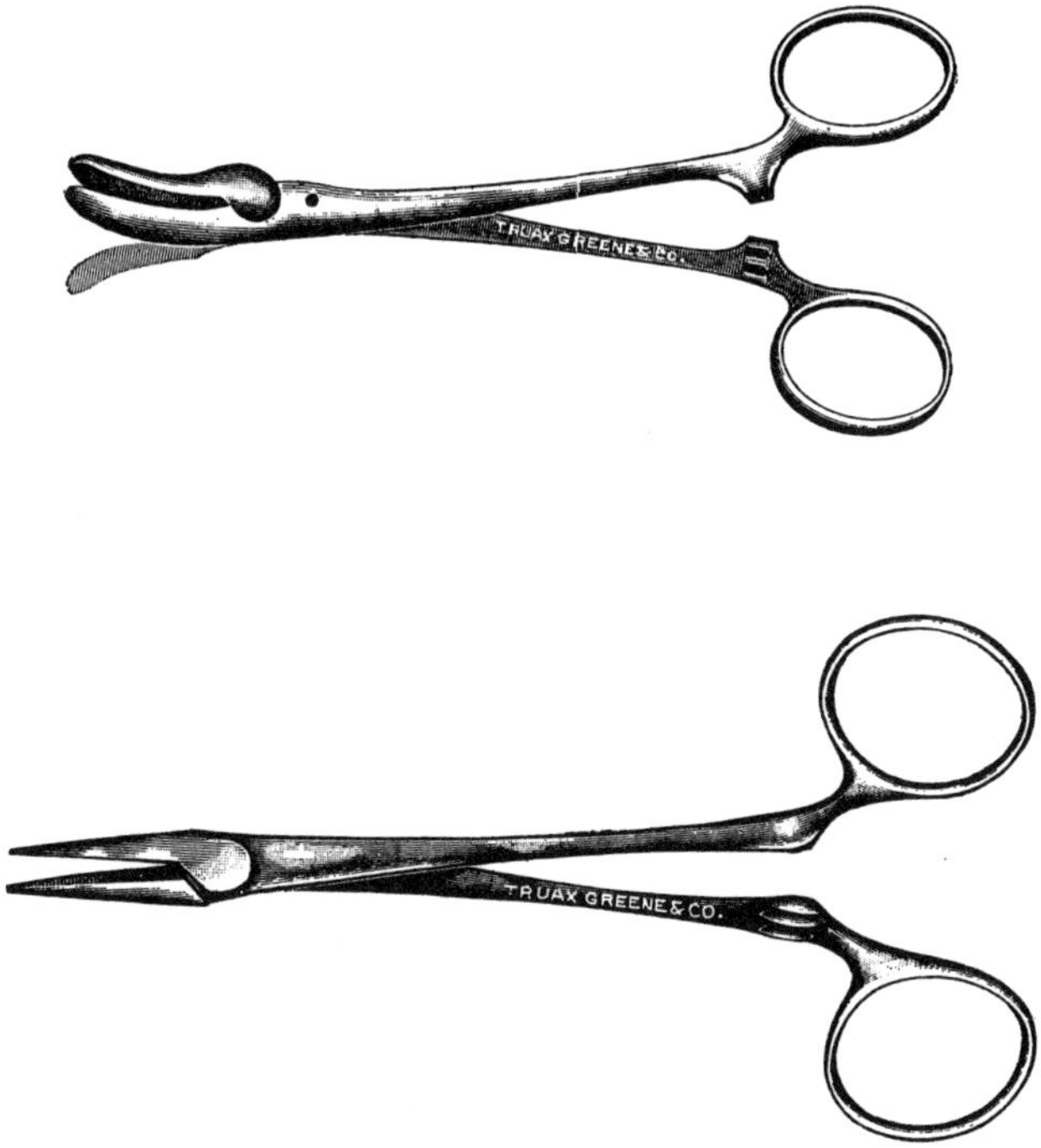

図 26　ハルステッドの鉗子。Truax C: Op. cit., p. 295 & 298, 1899

る者がいた。一八八〇年頃までは支持鉤がふつうに用いられ、これに対抗するライバルは不適切な有鉤バネ鑷子、ペアン鉗子、クーベルレ鉗子しかなかった。スペンサー・ウェルズの鉗子と私〔ハルステッド〕の鉗子（一八七九年）はほぼ同じ頃に出現したが、これらの鉗子はペアン鉗子とクーベルレ鉗子に基づいて開発された。

私[19]の鉗子［図26］は、もともとは先端が団子鼻だったが、柄の長さと幅、根本的に新しい外見は、現在と同じだった。婦人帽子屋の直針による[20]貫通結紮が普及し、黒くて細い絹糸が使われるようになるとともに、私の鉗子は先端が細くなった（一八八九年）。現在の形になったのは、その二、三年後だったと思われる。

私がはじめて渡欧した一八七九年〔一八七八年の誤り〕頃まで、アメリカでは一回の手術で一本以上の鉗子が使われるのを見るのはまれだった。つまり、鉗子はきわめて少なかった。一回の手術に三、四本の鉗子は多い、二本でも多すぎると考えられていた。ニューヨークの病院でも一八八〇年に所有していた動脈鉗子はせいぜい六本だった。私は一八七九年にウィーンのビルロート・クリニックでミクリッツが行った手術をよく憶えている。オーストリアを訪れたアメリカ人たちは、術者が剝離を続けている間、頸部の手術で（血管をはさんだまま）鑷子が一ダースも術野に放置されているのを見て驚愕し、乱雑で見苦しいと最初は嘲笑していた。やがて私たちは外科の知識だけでなく技術も未熟なことに気づきはじめた。

一九世紀末の二五年間に、手術技術は世界中で驚くほど早く発展した。設計のよい動脈鉗子が豊富だったことがこの発展に大きな役割を演じたことは間違いない。……

動脈鉗子をどんなに高く評価しても過大評価にはならない。動脈鉗子がなければ、手術方法は定まらず、よい手術成績は生まれない。動脈鉗子は術者を落ち着かせる。完全に乾いた創傷、血まみれにならない組織では、術者はあわてず、疲れることなく何時間でも手術を続けられる。巧みな止血によって外科医はしだいに自信が与えられ、手術中に明晰な思考と整然とした仕事を行うのに必要な落ち着きが与えられる。

第一〇章　リスターと結紮糸

一八四六年[1]に麻酔法が開発され、一八六五年から一八七〇年にかけてイギリスの外科医リスターが消毒法を開発した結果、手術件数が激増したことにより、動脈鉗子が発展した。また、消毒法を開発した功績に比べれば二次的なものにすぎないが、リスターは結紮方法と結紮糸の材料の開発でも大きな貢献をした〔図27〕。

〔結紮糸による化膿を防ぐために〕結紮糸の端を結び目の近くで短く切り離して創傷を早く完治させる試みが行われていたが、創傷から結び目がいくつも排出され、手術創の治癒は遅れていた。フィジックが勧めた動物性の吸収糸を用いても結果は同じだった。それでも、動物性の吸収糸が使われなくなることはなかった。というのは、一八五二年になってもマルゲーニュが次のように述べているからである。

シカ革[2]の糸を愛用している。ジェイムソンが好む軟らかさはないが、フィジックやドルシーと同じように糸巻きに巻いて用いている……〔シカ革の糸は〕植物性の糸と同様に革の内層からつくられるが、吸収されるので結び目の近くで切ることができる。しかし、吸収されない糸を用いる場合は、一端だけを切り落とし、他端は傷から垂らす。

〔しかし、第八章の最後で原著者のハーヴィが述べたように、一八三八年頃のイギリスでは動物性の吸収糸を用いる試みはすたれていた〕。

1　非吸収性の糸――絹糸

一八六八年[3]にリスターは「消毒法の原理」に関する第二の論文で、すでに行っていた結紮糸の動物実験について報告した。

去年[4]の一二月一二日、私はウマの首の中ほどで左側頸動脈を結紮した。細くて丈夫な「刺繍絹糸」をロウ引きせずに用い、石炭酸の飽和水溶液にしばらく浸しておいた。この糸で頸動脈をきつく結紮して内膜と中膜を断裂させ、糸の両端を短く切り、手術創の治療には四〇倍稀釈の石炭酸水溶液を十分に用いた。

彼は標本を提示し、絹糸[5]が〔化膿を起こさず〕緻密な線維組織に包まれていたことから、次のことが明らかになったと述べた。

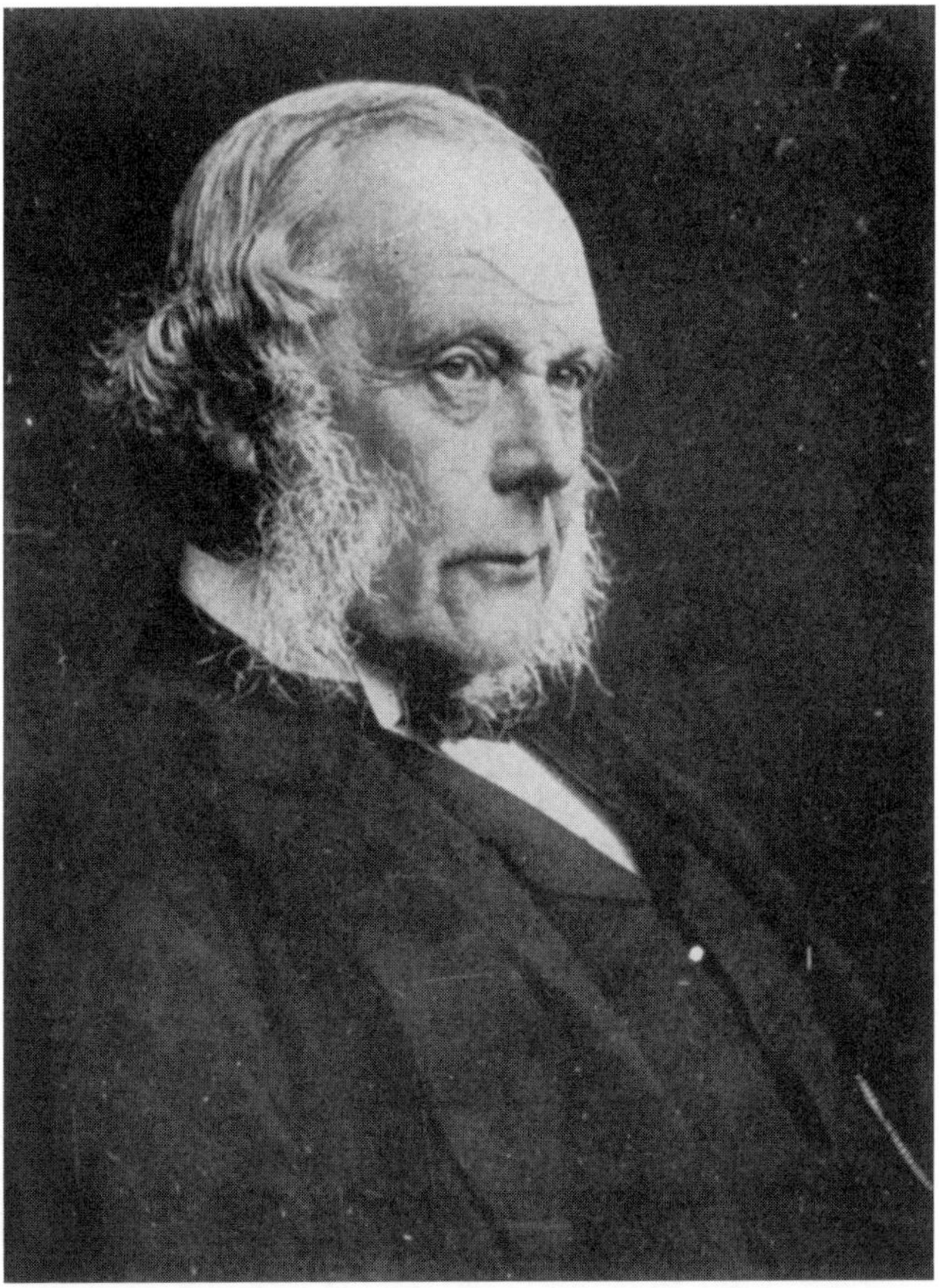

図 27　69 歳のリスター卿（1896 年）。Rickman John Godlee: Lord Lister, Frontispiece, 1918［原著の Fig. 19］

太い動脈の結紮で起こり得る二つの重要な危険因子つまり創傷の病的状態〔結紮糸による化膿〕と再出血は、消毒法を用いれば避けることができる。(6)

リスターはこの結論をすぐに実行に移し、一八六八年の一月に人間の大腿動脈の動脈瘤で外腸骨動脈を結紮した。石炭酸に浸した撚《よ》り糸の絹糸を用い、手術はすべて消毒法に従って行った。残念なことに、手術創は完全に閉じたほうがよいことをまだ知らなかったので、深部に入れた「麻糸のプレジェット」を手術創から外に出して排液した。二週間後に最後の麻糸が除去され、四週間後に手術創は完治した。しかし、一〇カ月後に患者は胸部動脈瘤の破裂で死亡したので、リスターは手術の結果を調べることができ、次のようなことが観察された。(7)(8)

動脈の〔結紮された〕もっとも細いところは単なる線維組織に変性し、長さ八分の五インチの白い線維が密集した束になっていた。その中央から直径約一リーニュ〔二・三ミリ〕の丸い淡黄色の付属物が突き出ていたが、すぐ近くの組織に軽い炎症性の凝集があるため少し見えにくかった。この小さな突出部をナイフの先端で引っ掻くと、これはきわめて薄い壁の嚢胞で、中に糸の結び目が入っていた。手術のとき残した糸よりも、結び目の両端は細く、長さは短くなり、糸の輪は切れていた。結び目の表面には浸食作用を受けた痕跡があり、その浸食作用は腐骨を(9)

吸収する肉芽の作用とまったく同じだった。小さな嚢胞の中には、結紮糸の遺残物のほかに、少量の黄色い流動物があり、肉眼では粘稠な膿に見えた。

……糸の存在によってこの嚢胞ができたことに疑問はなく、このような組織の変性が起こるには、弱くても絶え間ない異常刺激を糸が起こしていたと考えて間違いではないだろう。この例で化膿は考えられず、絹の材質は化学的な刺激にならないので、この絹糸は物理的な刺激を起こしていたに違いないと結論してよいと思われる。

この膿から微生物を培養する試みは行われなかった。膿を培養する方法はパストゥールとコッホが開発するまでなかったからである。リスターはこの経験から絹糸は物理的な刺激があるので放棄すべきだと結論した。現在では、彼の結論は誤りで、排液に用いた麻糸で結紮糸が汚染されたのだろうと考えられている。いずれにしろ、リスターはこの結論に基づき、結紮糸による化膿の問題の解決策として「動物性」つまり吸収される糸を用いることにした。

2　吸収性の糸——腸線〔カットグート〕

リスターは動物性の結紮糸について次のように論じた。

腸線[10]、皮革、腱などの「動物性の糸」は昔から使われていたが、不適当なものとして放棄されていた。しかし、消毒法を用いることにより、化膿を起こさずに皮膚などの大きな壊死組織を吸収させることができた経験があったので、動物性の糸も消毒して用いれば同じように吸収されるということにほとんど疑問はなかった。

……一八六八年一二月三一日に私は生後数日の健康な仔ウシの首の中央で右側頸動脈を結紮した。仔ウシはクロロフォルムで麻酔した。二種類の糸を用い、一インチ半の間隔をあけて二箇所で結紮し、間の血管の鞘はそのままにした。上流を結んだ糸は自家製で、雄ウシの小腸からヒモ状の腹膜を三本切り取り、強くねじって三重の糸にした。下流を結んだ糸はロンドンのメーカーが「華奢な腸」と呼ぶ細い腸線だった。いずれも石炭酸の飽和水溶液に四時間浸し、ふくらませて軟らかくしたので、私がつくった腹膜の糸は太くなり、糸の端しか動脈瘤針の目に通らなかった。この糸は丈夫で緊張によく耐えたが、腸線は強く結ぶと切れた。しかし、私は切れた腸線を除去せず、もう一本を同じところに通し、軽く引っ張って結んだ。それゆえ、下流には二本の細い腸線が残された。すべての糸は短く切ったが、何が異物になるのか確かめるため、腸線の一端だけは約四分の三インチ残した。

次に、リスターは〔消毒法で治療したときに〕創傷にできる痂皮の一部が体組織に変わる過程を説明した後、次のように続けた。

それゆえ、仔ウシの首に残した腹膜の糸と腸線は、一カ月後に屠殺したときには〔痂皮と同じように〕帯状の体組織に入れ替わっているのを期待していた。詳しく調べると、実際その通りであることが明らかになった。新しい構造物〔帯状の体組織〕は元の糸によく似ていた。元の糸にあった不純物は非吸収性で鉱物性の暗色の粒子なので、新しい構造物の中に一種の刺青のようになって残っていたからである。しかし、色の変化が著しく、とくに下流の糸は腸線の暗灰色が暗いピンクの色合いになっていた。血管をしばっていた二本の腸線は、まるで一本の肉の帯のようになり、動脈の外膜と混ざって分離しがたくなっていた。結び目はどこにも見当たらず、手術のとき長く残した糸の端は、糸のあちこちにあった黒い斑点だけが血管につながる蜂窩組織〔結合組織〕の中に痕跡として残っていた。[11]

リスターは微細反応を説明し、糸を浸食した線維性の組織反応に注目した。結論として次のように述べた。

きつくてもゆるくても、消毒した動物組織の糸で動脈を結紮すれば、〔糸と入れ替わった〕体組織の輪が動脈を囲み、結紮した血管を強化することになる。それゆえ、今や外科医は太い側副枝の近くで動脈を結紮するようになり、再出血と深在膿瘍からも守られる。外科医が消毒法の原理を学び、眼前の症例に最適な創傷処置を十分に考慮すれば、手術創の化膿は避けられる[12]

と確信できる。私としては、きわめて安全な方法と考えるので、無名動脈の結紮もためらうことなく引き受けるだろう。

続けて、リスターは腸線の有用性について述べた。

腸線[13]はヒツジの小腸からつくられ、安価で入手できるが、馬毛は高価である。しかし、店頭で売られている腸線は外科医の目的にまったく合わない。というのは、水や体液で濡れると、軟化して弱くなるだけでなく、新鮮な腸のように滑りやすいので、ちょっと引っ張ると結び目がほどけるからである。

リスターはすぐ腸線製作の実験に取り組み、まず石炭酸に浸した腸線をつくり、一八七六年にクロム酸で処理した腸線〔クロミックカットグート〕を報告した。この最後の重要なステップを経て、現在の吸収糸が製作されるようになった。

リスターが腸線を選んだのはある意味で偶然だった。腸線は昔も今も吸収性の動物組織の糸で市販されたものとしては唯一の糸である。絹糸、麻糸、綿糸の起源もそうだが、腸線の起源は昔のことで分からない。

腸線は北米インディアンの弓弦やインド先住民の原始的な弦楽器に用いられていた。オデュッセ

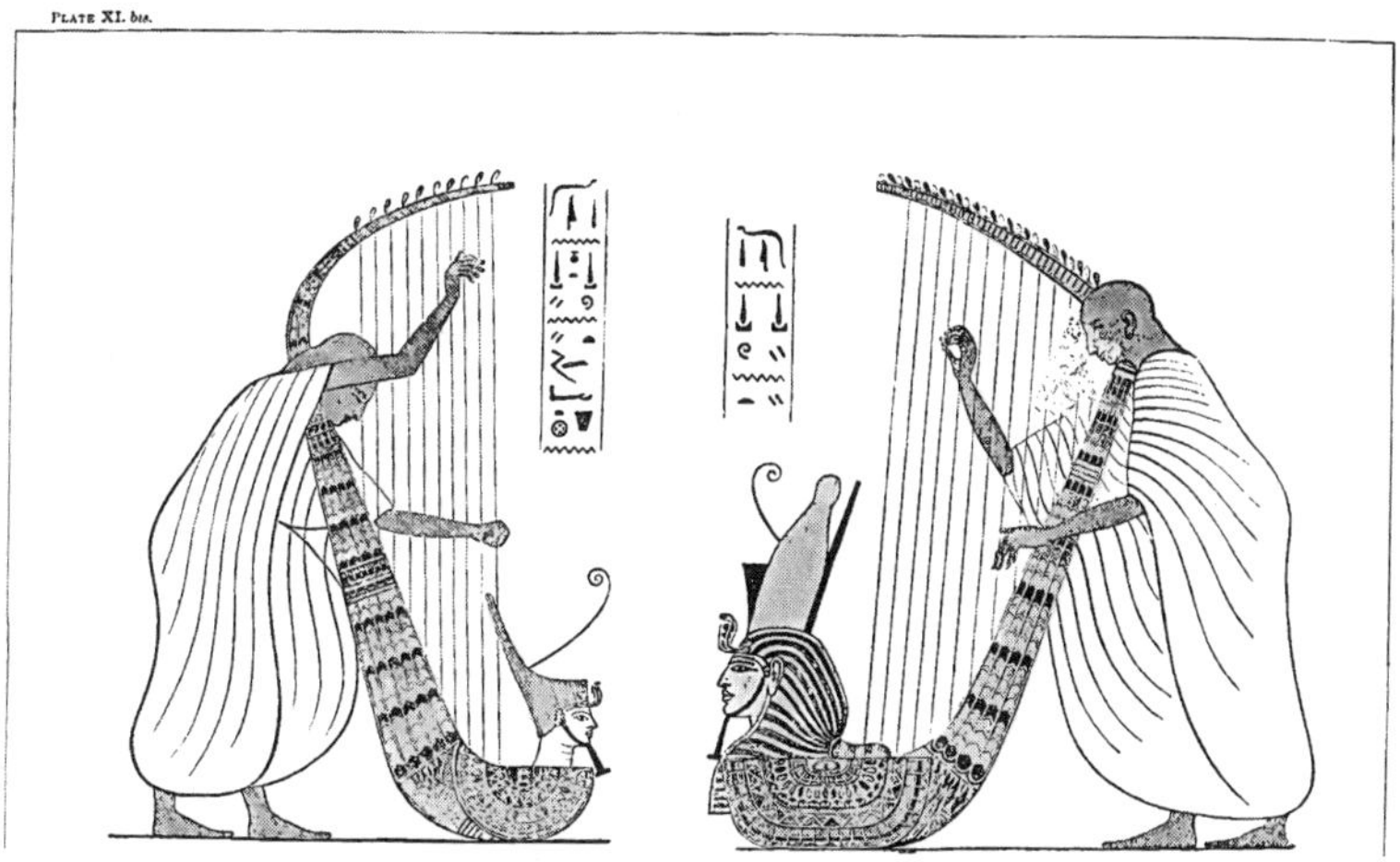

図28　ラムセス三世の墓の壁画。Wilkinson JG: The manners and customs of ancient Egyptians. Vol. 1, p. 436–437, 1878

イはヒツジのねじれた腸を弓弦にし、ペネロープの求婚者に怖ろしい楽音を聞かせた。エジプトとギリシアの竪琴《リラ》には腸線が使われていた。イギリスの考古学者ウィルキンソンはラムセス三世の墓で弦を張った楽器《ハープ》の壁画［図28］を発見し、偉大なファラオの耳を楽しませたヒモから三千年後に記録を取り出すことができた。腸線は古代ローマでもつくられていた。ガレノスが麻糸の代わりに使ったと述べているからである。ラーゼスは腸の縫合に用いたが、たぶん「類は友を癒す」[14]という原理に従ったのだと思う。弦楽器ヴァイオリンの原形が発達するとともに、イタリアとフランスでは腸線が重要な商品になった。リスターの頃まで、腸線は結紮糸としてときどき利用されていたので、炭疽病や破傷風などの重篤な感染症がよく起きていたに違いない。消毒法と無菌法の開発によって安全に使えるようになり、[15]腸線の利用は世界中に急速に広まった。

むすび

止血の技術は、感染症の克服と麻酔法の開発と同じように重要であり、時間はかかったが最終的には習得された。現在の止血法――動脈鉗子と糸を用いて血管を結紮すること――はきわめて簡単なので、完成した経緯はほとんど知られていない。ギリシアローマ時代の外科医、熟練医のパレ、無名のモレルがその基礎に貢献し、多くの外科医が改善に努力した。その結果、現代の外科医は何世代も克服困難だった手術を克服し、手術技術でできるすべてのことを患者に請け合い、出血を恐れず、あわてずに落ち着いて手術することができる。

訳者あとがき

出血の治療とくに開放創における止血は外科全体の基礎である。したがって、止血の歴史は同時に外科の歴史であり、進歩と退行の尺度とみなすことができる。[1]

カール・オットー・ウェーバー

本書は一九二九年に出版されたサミュエル・クラーク・ハーヴィ著 The History of Hemostasis の翻訳で、原著は雑誌 Annals of Medical History に掲載された同名の論文[2]に加筆されたものである。出血が死につながることを人間が知った原始時代から、消毒した吸収糸で結紮する止血法が確立する一九世紀末までの止血法の歴史が語られている。

このハーヴィの本は多くの一般外科史に引用されている。しかし、わが国ではどういうわけかこの本が知られていなかったので、捻転止血法や針圧止血法などは知られてはいても、これらの止血法が生まれた背景はよく知られていなかった。この本には、その背景だけではなく、パレが結紮法を復活してから一九世紀に止血法が確立するまでの、わが国ではよく知られていない歴史が説明されている。また、現在はアルギン酸などの創傷ドレッシングが止血剤としても用いられているが、クーパーの『臨床外科事典』をみると、驚くことに、すでに一八世紀から海綿などの天然の吸水性ポリマーが止血に利用されていたことが分かる。このように、一般の外科史では語られない空白を埋めてくれる情報も止血法の歴史には少なくない。また、ウェーバーが述べたように、止血の歴史は外科の歴史といっても過言ではない。

原著者のサミュエル・ハーヴィは一九一一年にエール大学を卒業した後、病理学と内科学を研修し、一九一四年にエール大学の先輩ハーヴィ・クッシングが主宰するピーター・ベント・ブリガム病院の外科で学んだ。一九一七年から第一次世界大戦に参加して少佐にまで昇進し、一九一九年に帰国してエール大学の外科学助教授に就任した。一九二四年に外科学教授に昇進して一九四七年まで務め、その後は腫瘍外科学教授を務めた。サミュエル・ハーヴィの経歴で目を引くのは、数え切れないほどの委員会への参加、市、州、国の公的科学組織、多種多様な団体と政府機関への参加である。そのため、政治的な人間とみなされがちだが、その素顔はきわだった読書家で、博識で医学教育に熱心だったため、多方面の要望に応えて多忙になったといわれている。学術面では、創傷と熱傷の治癒に関する実験研究が高く評価された。

近代外科の歴史は、疼痛、出血、感染との闘いだったとよくいわれる。しかし、ハーヴィによれば、疼痛を克服した麻酔法の歴史と感染を克服した消毒法の歴史に比べ、出血を克服した止血法の歴史はほとんど語られていないという(3)。実際、この本の後に外科全体の止血法の歴史に関する論文はほとんど見あたらない。わが国でも一九八五年に雑誌『臨床外科』で五回にわたって連載された論文[4]「出血との闘い・局所止血法の歴史」があるにすぎない。〔第一章注(1)を参照〕

疼痛、出血、感染という三つの害悪が外科の進歩を妨げてきたという考えは、ハーヴィの母校エール大学の大先輩ウィリアム・ハルステッドによって広められた。ハルステッドは結紮糸について研究し、その弟子でエール大学の後輩クッシングは空気圧ターニケットを考案し、脳外科で銀クリップと電気メスを開発した。[5]ハーヴィはクッシングの指導下でウシのフィブリンを紙状の止血剤にする研究を行った。フィブリン紙は体内に残して手術創を閉じても自然に吸収されるので害にならない。これは現在の酸化セルロースやゼラチンスポンジなどの吸収性の止血剤の先駆けになった。ハーヴィがこの本を書いた背景にはこうした経験があると思われる。

ハーヴィは出血が克服されてきた歴史を止血法の歴史として書いたが、この出血の克服とは具体的にどんなことをいうのだろうか。出血を克服する方法に輸血を挙げる考えもあるが、輸血は止血法とはいえないのでここでは除外する。

止血法は古代から存在し、圧迫法、外用薬、焼灼法、結紮法などがあった。これらはすべて形を変えて現在も行われている。しかし、一般に出血を克服した止血法といえば、切れた血管を鉗子でつまんで消毒した糸で結紮することをいう。この止血法が完成するまでが止血法の歴史と考えられている。その完成には、血管解剖、結紮法、鉗子、消毒法、結紮糸の発展が必要だった。止血法の歴史ではこれらについて説明する必要があるが、血管解剖の歴史と消毒法の歴史は複雑で大きなテーマなのですでに別個に採り上げられている。それゆえ、出血法の歴史を述べるには、結紮法、鉗子、結紮糸の歴史を説明すればよいと思う。

本書の第一章から第五章では、古代にはいろいろな止血法があり、もっとも確実なのは結紮法だったが、近世まで焼灼法が支配的だった歴史が述べられる。結紮法は手技が面倒なうえ糸が化膿を引き起こしたが、焼灼法は手軽に行えて化膿を抑えたからである。

第六章から第八章ではルネサンス時代に結紮法が復活し、一七世紀にターニケットが発明されたことにより、一八世紀に結紮法が徐々に普及する過程が語られる。一八世紀後半から一九世紀はじめには、結紮糸に起因する化膿を防ぐ試みがはじまった。

第九章では鉗子の歴史、第一〇章では結紮糸の歴史が述べられ、一九世紀半ばに消毒法が発明されたことにより止血法が完成する次第が説明される。邦語論文の「出血との闘い・局所止血法の歴史」では結紮糸の歴史が抜け落ちているので、この歴史を説明したことはこのハーヴィの本のすぐれた点といってよい。また、この本でとくにすばらしいと思われるのは、第八章で止血機序の研究史が説明されていることである。

出血が止まるのは血液が固まるからである。きわめて当たり前の考えに思われるが、この考えが広く認められるようになったのは意外にも遅く一九世紀はじめのことである。イギリスの獣医ジョーンズがこの考えを確立し、さらに結紮することで出血が止まる原因を明らかにした。それは結紮によって血管がふさがれるからというより、血管壁の内膜と中膜が切れることが原因だった。これについて、ハーヴィはジョーンズの「実験研究は状況を一変した」と評している。しかし、ハーヴィは「それはサミュエル・クーパーの『臨床外科事典』の説明を読めばよく分かる」とだけ述べ、どのように状況が変わったのかはまったく説明していない。ハーヴィのいう「読めば分かる」こととはどんなことなのか。それを知るため、本書ではクーパーの『臨床外科事典』第五版〔一八二五年〕から「出血」の説明を全訳して追加した。ハーヴィのいう一変した状況については、クーパーの説明から推し量るしかない。

訳者の考えでは、ジョーンズの研究で変わった状況とは止血法に関する研究の方向が決まったことだと思う。クーパーによると、結紮すると血管壁の膜が切れるので、ジョーンズは結紮した直後に糸を除去することを勧めた。血管壁の膜が切れさえすれば、結紮糸は用済みで、化膿の原因になるだけと考えたからである。その後、この考えに基づき、吸収される糸が開発されたり、結紮糸を用いない止血法が考案された。はさむ力を調節できるペアン鉗子などのラチェット付き鉗子も糸を用いない圧挫止血のために開発されたのである。この流れに従い、第八章で止血機序と吸収糸、第九章で止血鉗子、第一〇章で結紮糸の歴史が説明されている。

さて、これまで本書の概要を述べてきたが、「あとがき」の締めくくりとして、本書の原著が出版された後の止血法について概説する。前述したように、古代には圧迫法、外用薬、焼灼法、結紮法などの止血法があり、これらはすべて形を変えて現在も行われている。

今はあるが古代にはなかった止血法にターニケットがある。[6] 軍隊で使われる現代の代表的なターニケットは一七世紀に発明されたものと変わらないといってよいほど簡便だが、不用意に用いると壊死を起こすほど強力である。それゆえ、一般にはターニケットを使う前にまず圧迫による止血を試みることが勧められている。圧迫法が昔も今も止血法の基本なのである。

二〇世紀はじめから現代まで、昔の止血法は科学の進歩とともに大きく様変わりした。とくに化学が進歩したことにより、新しい止血剤と合成糸が開発された。

昔ながらの止血剤の腐食剤と収斂剤は毒性なので、体内に大量に残すことはできない。二〇世紀には、血液凝固の機序が明らかにされ、体内に残せる吸収性の止血剤が開発された。一九一八年にサミュエル・ハーヴィが報告したフィブリン紙はそのひとつである。ハーヴィの用いたフィブリンはウシの血液から抽出したものだった。その後、合成化学が発展したことにより、いろいろな吸収性の止血剤が合成されるようになった。現在の代表的な吸収性止血剤には、フィブリンやトロンビンなどの凝固因子、コラーゲン、酸化セルロース〔商品名オキシセルやサージセル〕、ゼラチンスポンジ〔スポンゼルやゼルフォーム〕などがある。以上は外用薬だが、一九五〇年代からは内服薬や注射薬も市販されはじめている〔アドナやトランサミン〕

合成化学の発展は合成糸の開発も可能にした。一九六八年に吸収糸のポリグリコール酸〔デキソン〕が開発されたのを皮切りに、ポリプロリン〔プロリン〕やポリグラクチン〔バイクリル〕などの多様な合成糸が開発され、結紮法に用いられている。

化学だけでなく物理学の発展により、焼灼法も様変わりした。一九世紀末に高周波電流を人体に通しても安全なことが分かり、二〇世紀はじめに電気凝固器と電気切開器が発明された。一九二八年にハーヴィ・クッシングは物理学者と共同で凝固電流と切開電流を選べる電気メスを考案した。現在では、この電気メスによる焼灼法が広く行われている。

以上、本書の内容と最近の新しい止血法について簡単に説明した。訳者の勘違いや誤訳などに気づかれた方はぜひご教示いただきたいと思う。

おわりに、本書の出版をこころよくお引き受けいただいた時空出版の藤田美砂子社長、編集スタッフのみなさんに深く感謝いたします。

訳注

序文

（1）Robert Burton: The Anatomy of Melancholy. 1621.『憂鬱の解剖』はイギリスの神学者ロバート・バートンが古今の「憂鬱」に関する記述を渉猟して著した医学的な哲学書。バートンはこの本の著者名にデモクリトス二世［哲学者デモクリトスの後継者という意味］という筆名を用いた。

（2）Allbutt TC: The Historical Relations of Medicine and Surgery. 1905.『内科と外科の史的関係』は、一九〇四年にセントルイスで開催された万国学芸会議で行った講演を本にまとめたもので、一六世紀末までの西洋の外科史を二〇世紀初頭の内科医の視点から論じている。

（3）Allbutt TC: Greek Medicine in Rome. 1921

（4）Singer CJ: Medicine. in Livingstone ed.: The Legacy of Greece. p. 201–248, 1921

第一章　止血法のはじまり

（1）Esmarch F von: Ueber künstliche Blutleere. Verh Dtsch Ges Chir 25: 1–20, 1896.
Halsted WS: The training of the surgeon. Bull Johns Hopkins Hosp 15: 267–275, 1904. 近代外科の歴史は疼痛、出血、感染との闘いだったとよくいわれるが、外科の発展を妨げた障害としてこの三つを挙げたのはエスマルヒが最初と思われる。この考えは一九〇四年にハルステッドが母校のエール大学で講演したときに引用して有名になった。本書の原著者S・C・ハーヴィはその三年後にエール大学に入学した。

（2）Pliny GP: Natural History. vol 2, translated by Rostock & Riley, Book 8, Chap 40, 1840. プリニウスは次のように述べている。［中野定雄・中野里美・中野美代訳『プリニウスの博物誌』縮刷版Ⅱ、三六四頁、雄山閣、二〇

二二年〕
　カバはローマでは（紀元前五八年に）当時、造営官であったマルクス・スカウルスが催した競技会で、五匹のワニといっしょに初めて見せ物にされ、それを入れておく臨時の堀が造られた。カバは医学のある分野のきわだった達人である。というのは、絶えず貪食しているのでとかく食べ過ぎる。すると陸に上って最近アシが刈り取られた場所を踏査し、ひじょうに鋭い茎を見つけると、からだをどっかとそれに押しつけ、脚にある血管を傷つける。そうやって放血してからだを楽にする。こんなことをすれば普通は病気にかかりやすいのだが。そしてまたその傷に泥をこてこてと塗りつけておく。

（3）Neuburger M: History of Medicine. vol 1, translated by Playfair, M., p. 1, 1910

（4）Leviticus 17: 6–14〔新共同訳『レビ記』〕瀉血の起源も自分の血液を神に献げることだったという説がある。

（5）Frazer JG: The Golden Bough. Chap 34, 1922〔永橋卓介訳『金枝篇』（三）、六〇頁、岩波文庫、一九五一年〕アッティス教はローマ世界でキリスト教が公認される前に広く隆盛をみた密儀宗教のひとつ。この儀式はタウロボリウム taurobolium〔牡牛供犠〕と呼ばれる密儀である。

（6）Homerus: Iliad. translated by Andrew Lang, et al. Book 4, line 210, p. 70–71, 1883〔松平千秋訳『イリアス』（上）、一二一頁、岩波文庫、一九九二年〕

（7）Publius Vergilius Maro: The Aeneid. translated by E Fairfax Taylor, Book 12, line 411–422, p. 340, 1915〔泉井久之助訳『アエネーイス』（下）、四一〇頁、岩波文庫、一九七六年〕。詩の大意は、女神ウェヌス〔ビーナスのラテン名〕は息子のアエネーイスの矢傷に心を痛め、野ヤギも知っているほどよく効く薬草をクレタ島イーダ山から摘んできた。そして、薬草をこっそり外科医イアーピュクスの水盤に浸し、さらに神饌液と万病薬を加えた。イアーピュクスはそれと気づかずにこの水を使い、矢傷は完治した。

（8）白鮮は花薄荷ともいい、原名はディクタムヌス dictamnus。花の色は白、紫、バラ色など種々のものがある。

クレータ島の野生の雌ヤギは背中を矢で射られても、この草を飲み込むと矢が抜け落ちるといわれていた。

（9）Neuburger M: Op. cit., p. 9　止血剤は内服薬、注射薬、外用薬の三種類があるが、本書で単に止血剤といえば外用薬のことである。また、四肢の損傷部の上と下を帯できつく縛ることを「緊縛帯」という。緊縛帯はターニケットとは違うので注意しなければならない［第三章注（9）を参照］。一七世紀に血液循環が発見され、四肢の損傷部の上流だけをしばるターニケットが発明された。古代インドでは蛇咬傷に対して緊縛帯を用い、ヒポクラテスは四肢の出血に対して緊縛帯を用いていた。［第二章注（11）を参照］

第二章　血管解剖のはじまり

（1）ギリシアの歴史家ヘロドトスは紀元前五世紀にエジプトを訪れ、著書『歴史』の中で、エジプトの医者がひとりで扱う病気はひとつだけなので、国中が医者であふれていると述べている。

（2）Neuburger M: Op. cit., p. 28　エーベルス・パピルスは紀元前一六世紀頃に書かれ、このパピルスには、動脈と静脈の区別はないが、血管解剖に関する明確な記述がある［J Anat 32: 775, 1898］。また、マイノによれば、このパピルスの「出血が多ければ、そこを火で焼きなさい」という記述が止血に関する最古の記録だという。

（3）ヨーロッパで広く用いられた止血剤は、中世までは植物性や動物性の生薬がおもで、硫酸銅やミョウバンなどの鉱物性の化学薬品［腐食剤と収斂剤］が広く用いられるようになったのは、アラビアの錬金術が伝来した中世後期からである［第五章注（1）を参照］。止血ボタンの由来は不明だが、化学薬品や衣服のボタンと同じように、止血ボタンもアラビアから伝来した可能性が大きいと思う。

（4）古代中国で緊縛帯に用いられたのは包帯ではなく、単なるヒモと思われる。古代中国に包帯はなかったからである。一六世紀末の日本にも包帯はなく、来日した宣教師フロイスは「われらが布を用いておこなうすべての治療を日本人は紙で行う」と述べている。繃帯［包帯は略字］は江戸後期に日本でつくられた翻訳語で、包帯を意味する最古の中国語は一七四九年の『医宋金鑑』に現れる裹帘［かれん］である。

（5）出典不明。

（6）Neuburger M: Op. cit., p. 153. この説明を鵜呑みしてはならない。「ヒポクラテス全集」に、左心室の概念はあるが左心室という言葉はなく、動脈という言葉はあるが動脈と静脈の明確な区別はないからである。また、プネウマの「証拠」の最後の項目は、S・C・ハーヴィの考えで、ノイブルガーの原文にはない。

（7）プネウマ説は pneuma［気息］を生命の根源とみなす考えで、ヒポクラテスの考えはシチリアのエンペドクレスの影響を強く受けている。エンペドクレスの考えはプネウマ説の基礎とみなされ、四体液説の基礎になった。アポロニアのディオゲネスもヒポクラテスとほぼ同世代で、プネウマ説から大きな影響を受けて血管を研究した。

（8）中村禎里『近代生物学史論集』一二六～一四七頁、みすず書房、二〇〇四年。Willis R: The Works of William Harvey. p. 501–512, 1847. プネウマがクインテッセンス［第五元素］に似ていると考えたのは、W・ハーヴィより一世紀前のスカリゲルやフェルネルである。ハーヴィはプネウマの存在を否定した。

（9）ギリシア語「アルテリア arteria」は、「空気 aer」と「含む tereo」の合成語で、空気を運ぶ管という意味だった。それゆえ、ヒポクラテスの時代には気管の意味に用いられていた。その後、死体を観察すると動脈は空っぽのことが多かったので、空っぽの血管も arteria と呼ばれるようになった。気管を trachea、動脈を arteria とはっきり呼び分けたのは、ヘレニズム時代のエラシストラトスである。また、ヒポクラテスは壊疽の治療で壊死組織の切除を勧めたが、切断術には言及していない。切断術をはじめて明確に説明したのはケルススである。

（10）西暦四世紀のオリバシウスの本に一世紀のギリシアの医師ヘラクレスが報告した一八種類の外科用ロープワークが説明されているが［Oeuvres d'Oribase. vol. 4, p. 253~270, 1862］、血管結紮による止血法の歴史はヘレニズム時代にはじまる。ちなみに、結紮という漢語の初出は、訳者の調べでは一八五四年の『銃《じゅう》創《そう》瑣《さ》言《げん》』である。

（11）「ヒポクラテス全集」にある止血に関する記述は断片的である。たとえば、『流行病』には次のような記述がある。［大槻真一郎監訳「ヒポクラテス全集」エンタプライズ］。

突発性の出血の際には、出血が止まるような体位を見出さなければならない。一般に、完全に横になっている状態から体を起こしたほうがよいかどうかが問題になる。……瀉血するとき、［瀉血部より上を］包帯で縛ると瀉血が促進されるが、きつく縛りすぎると瀉血が妨げられる。――『流行病第二巻』第三章一四節

血管からの出血を止めるには、気を失わせたり、体位を変えたりするとよい。そのほかには、綿撒糸で被ったり、塗布したり、包帯したり、膏薬をつけたりすることが挙げられる。――『流行病』第六巻第七章二節

ヒポクラテスは結紮は知らなくても緊縛帯は知っていた。『挺子の原理を応用した整復法』第三五節で、四肢に巻いた包帯がきつすぎると、包帯より下の四肢が壊疽を起こす危険があると警告しているからである。ところで、結紮と緊縛帯の英語はいずれも ligature なので注意が必要である。

（12）Neuburger M: Op. cit., p. 178. ヘロフィロスは動脈という概念をはじめて用いた。

（13）ibid, p. 182. エラシストラトスは動脈も静脈も心臓からはじまることを明らかにした。

（14）ibid, p. 182. 複脈吻合 synanastomosis は複数の末梢血管の吻合という意味で毛細血管に似ているが、ふだん閉じているというところは四肢末梢部や顔面に多く存在するＡＶＡ［動静脈吻合］に似ている。この複脈吻合の概念はＷ・ハーヴィの血液循環説の誕生に影響したと思われる。エラシストラトスは動脈に血液はないと信じたので血液循環説には思い至らなかった。ガレノスは動脈にも静脈にも血液があると知っていたが、プネウマ説を信じたため血液が循環するとは考えなかった。

（15）「自然は真空を嫌う natura abhorret vacuum」という言葉はアリストテレスの『自然学』にある。デカルトもこの主張を繰り返し、これに疑問を感じたパスカルによって論破された。

（16）Neuburger M: Op. cit., p. 175

第三章　古代の切断術と止血法――外科の黄金時代

（1）Garrison CFH: An Introduction to the History of Medicine. 3rd ed., p. 96, 1921. 紀元前一四六年はローマが地中海を制覇した年で、ギリシア都市国家の繁栄を終わらせ、西方ではカルタゴを滅ぼした。S・C・ハーヴィはこの年から約三〇〇年間を外科の黄金時代と呼んだが、ケルスス、ヘリオドロス、アルキゲネスは一世紀、ソラヌス、ルフォス、アンテュロス、ガレノスは二世紀に活躍した。「ギリシア外科の黄金時代」はイギリスの医学史家ウィジントンの造語と思われ、ウィジントンはヘレニズム時代の解剖知識を基盤に外科が発展した西暦一世紀前後をそう呼んだ。[Withington ET: Medical History from the Earliest Times. p. 64, 1894]

（2）一般に西洋では、ピンセット型［Λ型］の毛抜きもハサミ型［X型］の歯抜きもforcepsと呼んで区別しない。日本でも西洋の医療器械が伝来したときは両方とも鑷子［せっし］や鋏子［やっとこ］と呼んでいたが［瘍医新書第二巻］、明治初期までにΛ型のものを鑷子、X型のものを鉗子と呼び分けるようになった。それゆえ、本書ではΛ型と分かるforcepsはできるだけ鑷子と訳した。

（3）Celsus AC: Of Medicine. Ed. by Spencer WG, vol 3, Book 7, Chap 33, p. 469, 1961. ケルススは次のように述べている。［石渡隆司ほか訳　ケルスス『医学論』］

爪の間や腋窩や鼡径部に生じた壊疽は、もし薬剤で克服できなかったときは、ほかのところで私が述べたように、末端部を切断しなければならない。しかし、これもまた極めて危険を伴っている。というのは、しばしば手術そのものの途中で、出血や失神によって死に至るからである。が、ここでもまた、治療手段が十分安全であるかどうかは問題ではない。なぜならそれが唯一の方法だからである。健康な部分と壊死部分との間の肉を骨までメスで切り込むが、その際には、関節自体に向かっては行わない。また病的な部分を残してしまうよりは、むしろ健康な部分から幾分か切除するようにする。

（4）Celsus: ibid, vol 2, Book 5, Chap 26, p. 81［石渡隆司ほか訳　ケルスス『医学論』］。ケルススのこの記述は血管結紮に関する最初の記録である。血管結紮による止血法の開発については第三章注（7）を参照。

出血多量が心配な場合は、乾いた亜麻布で傷を塞ぎ、その上に、冷水につけて絞った海綿を当て、さらにその上から手で圧迫する。このようにしても出血がなかなか止まらない場合は、亜麻布を何度も変えたり、乾いた亜麻布があまり効力がないときは、それを酢で湿らせたりする。酢は出血を抑止するのに強い効果がある。それゆえ、酢を傷口に注ぐ人もいる。しかし一方では、別の心配も潜んでいる。すなわち、病的物質が傷口にあまりにも力づくで押しつけられていると、後で重篤な炎症を招くかもしれないのである［正常な血流を抑えると血液が滞留して膿になるというヒポクラテスの考え］。このような状態に陥ったとき、［痂皮が血流を抑えるので］もはや腐食性の薬や焼灼性の薬を用いてならないし、それらの薬を使ったあとの皮膚を形成させる薬も用いてはならない。たとえ、これらの薬のほとんどが出血を抑止するものであっても。ただし、同時にこれらの薬に頼らざるを得ない場合には、そのなかでもより温和な効果のものが望ましい。しかし、もし異常の治療より出血が勝っていたら、血が出ている血管をつかみ、損傷部の前後二箇所を縛り、その間を切り離す。血管の断端が引っ込み、傷が塞がるからである。傷の状態がこの処置に耐えられない場合には、真っ赤に熱した刃で焼くことができる。

ケルススが止血するのに損傷血管を切り離したことは矛盾していると思われるかもしれない。しかし、一般に完全に切断された動脈は断端が縮むので自然止血しやすく、部分的な損傷による出血はむしろ止まりにくいことが知られている。この記述からケルススはそれを知っていたことが分かる。また、結紮糸は体内に残されるが、結紮糸は異物なので感染源になる。それゆえ、ケルススは結紮糸の端を傷の外に垂らすことを勧め、後で抜糸できるようにした。［Celsus: ibid, vol 3, Book 7, Chap 19, p. 405］

（5）英語 elective の「待機的」という古い意味が医学英語辞典に収録されたのは、一九四一年の『ドーランド医学辞典』第一九版が最初と思われる。それゆえ、本書の例は elective のこの古い意味が医学で復活した初期の用例といえる［Holden GR: The indications for operation in elective surgery. JAMA 50: 418–422, 1908］。膝より上の切断術は一六一四年にヒルダヌスがはじめて行ったといわれ、その後この手術は患者の生命が危険な緊急時にしか行われず、一八世紀まで待機的に行われることはなかった。［Billoth T: Historical studies on the nature and treatment of gunshot wounds from the fifteenth century to the present time. Yale J Biol Med. 4（2）: 118–148, 1931］

（6）Paulus Aegineta: Seven Books. translated by Adams, F., vol. ii. p. 410–411, 1846.　ヘリオドロスとアルキゲネスに関する記述は、ほぼ翻訳者アダムズの註釈からの引用である。ガレノスまでの「外科の黄金時代」の代表的な外科医は、ヘリオドロス、アルキゲネス、ソラヌス、ルフォス、アンテュロスである。彼らの著作は多くが失われたため、この時代の止血法の解釈には混乱がある。ヘリオドロス、アルキゲネス、アンテュロスの著作は現存しておらず、彼らに関する知識はほとんどオリバシウスとパウロスの記述に基づいている。

（7）Garrison CFH: Op cit., p. 100, 1921　血管結紮による止血法はケルススより少し前のヘレニズム時代にアレクサンドリア学派のエウエルピストスがローマに伝えたといわれている。結紮による止血法がどういう経緯で誕生したかは定かではないが、血管解剖の発展が関係していることは間違いないと思われる。

（8）肉様膜は陰嚢の皮下組織のこと。古代のヘルニア手術は、陰嚢上部の腹壁の穴［外鼡径輪］のところで肉様膜を切除あるいは焼灼し、その後にできる堅い瘢痕組織で腹壁の穴をふさぐことを目的としていた。

（9）緊縛帯は単にきつくしばるだけだが、ターニケットは緩急自在に血管を圧迫する力を調節できる。

（10）Allbutt TC: Op. cit., p. 18, 1905. オルバットによると、ソラヌスの現存する著作のなかでも婦人疾患に関する四巻の本は時代を超える古典としてヒポクラテスの外科書に匹敵するという。膿胸の治療などはヒポクラテスの後れを取っていたが、ヘルニア手術や膀胱結石手術についてはケルススよりも詳細だった。

（11）Neuburger M: Op. cit., p. 234. ルフォスの遺作は一八七九年にダランベールが整理してフランス語に翻訳した。

（12）アンテュロスは二世紀末に活躍し、動脈瘤の治療にはじめて結紮を用いた。このアンテュロスの記述はオリバシウスが次のように引用している。［Billings JS: The History and Literature of Surgery. p. 33–34, 1895］

　動脈瘤は二種類ある。ひとつは動脈の局所的な拡張で、もうひとつは動脈の裂傷である。拡張による動脈瘤は他方より細長い。裂傷による動脈瘤はもっと丸い。昔の外科医が勧めたように動脈瘤の治療を拒否するのは賢明ではないが、あらゆる動脈瘤を手術するのも危険である。手術を拒否すべきものは、腋窩、鼡径、頸部の動脈瘤で、血管が太いことと血管を露出して結紮するのが危険で不可能なことがその理由である。身体のほかの部分でも大きな動脈瘤には手を出すべきではない。四肢と頭部にある動脈瘤は次のように手術する。拡張による動脈瘤の場合、動脈の走行に合わせてまっすぐな切開を入れる。創縁をフックで引いて開き、動脈を被う膜を慎重に切開する。鈍なフックで静脈を動脈から分離し、動脈の拡張部分の全周を露出する。探り針を動脈の下に通し、動脈瘤を持ち上げ、二つ折りにした一本の糸を通した針を探り針に沿って送り込み、針が動脈の下にあることを確認する。糸を針のところで切れば、糸は二本になり、糸端は四つになる。一本の糸の両端を取り、動脈瘤の一側にそっと引き寄せ、慎重に結紮する。同じように、もう一本の糸を動脈瘤の対側に引き寄せ、そこで動脈を結紮する。かくして、動脈瘤はすべて二つの結紮糸の間にある。動脈瘤の中央に小さな切開を入れる。こうして動脈瘤の中味を空にする。出血の危険はまったくない。

　前述したような動脈結紮を静脈といっしょに行うこと、二つの結紮の間の拡張部分を切除することは危険である。実際、動脈内の精気が強く緊満し、結紮糸がはずれることがよくあるからである。

　動脈の裂傷による動脈瘤の場合、動脈瘤の周囲をできるだけ広く手で露出する。露出した部分の下に二つ折りの糸をつけた針を前と同じように送る。次に動脈瘤の頂上を切開し、皮膚の余剰部分を切り取る。

（13）Gibbon E: History of the Decline and Fall of the Roman Empire. vol 1, 1776. S・C・ハーヴィは聖書の天地創造

を外科史になぞらえ、初日の光を古代ギリシア、二日目の光をガレノスまでの約三〇〇年間を「外科の黄金時代」にたとえたのだと思う。〔第四章注（1）を参照〕

（14）Paulus Aegineta: Op. cit., p. 130–131. 翻訳者アダムズの註釈からの引用。パウロスの著書にはガレノス著『治療法について』第五巻にある外科に関する記述の多くが引き写されている。

（15）Allbutt TC: Op. cit., p. 15–16, 1905. ガレノスの後、結紮や縫合にはいろいろな材料の糸が用いられた。しかし、切断術で結紮が行われることはなかった。切断術ではじめて結紮を行ったのはパレである。

第四章　中世前期の止血法——焼灼

（1）Allbutt TC: Op. cit., p. 19, 1905. オルバットは「ガレノスとソラヌスの後に二日目の夕べが訪れ、長い夜を経た後、アラビアの外科医が台頭」すると述べた。ところで、最近の研究では、ガレノスは三世紀はじめまで生き、西暦二一〇年頃に死亡したと考えられている。

（2）オリバシウスはユリアヌス帝の侍医で、皇帝の勧めで『医学百科事典』全七〇巻を書いたが、二五巻ほどしか現存していない。オリバシウスは三六三年にユリアヌス帝が死ぬまで行動を共にし、異教の信仰も分かち合っていた。オリバシウスはローマ帝国が東西に分裂した後の四〇〇年頃に死亡したが、そのときにはキリスト教徒にもどっていたという。オリバシウスの著作は一八五一年にダランベールがフランス語に翻訳した。

（3）アエティオス、アレクサンダー、パウロスは東ローマ帝国の医師。アミダは現在のトルコ東南部の都市ディヤルバクル、トラレスはトルコ西部エーゲ海地方、アエギナはギリシアの島である。

（4）Withington ET: Op. cit., p. 141. ヨハンニティウスはアラビア人フナイン・イヴン・イスハークのラテン名。

（5）Paulus Aegineta: Op. cit., p. 128. アエギナのパウロスはガレノスの考えをほとんど引き写し、次のように付け加えた。「出血しているのが静脈か動脈かは、動脈血は色が明るくて粘り気がなく拍動があるのに対し、静脈血は色が暗くて拍動がないことから分かる」

（6）パレが切断術で焼灼法を止めたことは人道的に大きな進歩として歓迎された。それにもかかわらず結紮法が広まらなかったのは、焼灼法のほうがずっと簡単で、熱で化膿を抑える利点があったからだと考えられている。

（7）Packard FR: Life and times of Ambroise Paré, 1510–1590. p. 135, 1921［Hippocrates: Aphorisms. Chap 7, Sec 87］

（8）Leclerc L: La chirurgie d'Abulcasis. Book 1, pp. 56–57, 1861.［Spinks MS, Lewis GL: Albucasis on Surgery and Instrument. p. 162–165, 1973］

（9）Paulus Aegineta: Op. cit., p. 412–413［Spinks MS, Lewis GL: Op. cit., p. 578］アルブカシスの止血粉は竜血、サルココラ、没薬、アロエ、アラビアゴムからなっていた。

第五章　中世後期の止血法

（1）S・C・ハーヴィは医史学者のオルバットから恩恵を受けたと序文で述懐したが、「西洋外科がサラセン文化の影響で停滞した」というのはオルバットの考えといえる。中世前期には民間療法にすぎなかった西洋外科が学問に進歩したのはむしろアラビア外科のお蔭で、中世後期はアラビア医学の時代といっても過言ではない。また、唯名論と実念論の論争に影響した第一志向と第二志向というスコラ哲学の用語はもともとアラビア語で、現在の創傷治癒の分類にも影響している。［改訳新版『外科の歴史』あとがきを参照］

（2）Allbutt TC: Op. cit., p. 22, 1905. トゥール会議［一一六三年］の宣言によって内科と外科が分裂したとよくいわれる。しかし、「教会は血を嫌う ecclesia abhorret a sanguine」という言葉については、一九六七年にイギリスの医学史家タルボットはフランスの医師ケネーの捏造だと述べたが、『ハーグ国際法講義録』第六六巻によれば五二四年のレリダ教会会議に由来するという。

（3）一次治癒は、創傷が化膿せずに治癒することを意味し、第一志向による治癒 healing per primam intentionem という用語の略語である。また、化膿した後に肉芽をつくって治癒することを第二志向による治癒［二次治癒］という。一次治癒と二次治癒 réunio primitive et secondaire という略語は一九世紀初頭にフランスの外科医デルペッシュがつくった。

（4）縫合による止血法［縫合結紮］には、Z縫合、8字縫合、貫通結紮などがあるが、その歴史は不明である。

（5）Allbutt TC: Op. cit., p. 38, 1905. オルバットによると、モンドヴィルのこの言葉は「辛辣な冗談」で、外科を学ぶ聖職者が「神のお恵みがあれば、講義を聴くだけ、誰かが聴くのをながめるだけでも、小さな爪のようなものはつくれる」と信じているのをからかったという、要するに、モンドヴィルは、アラビアの本からではなく自分の経験から学ぶことが大切で、解剖が医学の基礎だと主張したのである。

（6）引き結びは糸の一端を引っ張ると簡単にほどける結び方で、男結びや女結びを結ぶときに一方の糸をまっすぐな状態の結び目にすると引き結びになる。

（7）Allbutt TC: Op. cit., p. 45, 1905. ギー・ド・ショリアックの師匠ベルトゥッチョは、解剖学を再興したモンディーノの後継者だった。

（8）Allbutt TC: Op. cit., p. 53–55, 1905. オルバットによると、マルチェロの時代には銃創を毒創とみなす考えはなかったという。また、オルバットはベルタパリアの結紮方法を「針糸を血管に刺入して糸を巻き付け」る貫通結紮だったと説明したが、S・C・ハーヴィは「麻糸を血管に巻き付け」たと言い換えて引用した。ハルステッドが貫通結紮は一九世紀末に普及したと述べていたからだと思われる。［第九章注（20）を参照］

第六章　パレと結紮法

（1）加熱焼灼 actual cautery は熱を用いる焼灼法のことで、これに対して腐食剤や収斂剤を用いる焼灼法を化学焼灼 potential cautery という。この区別は古代からあるが、これらの用語は中世後期より後につくられた。

（2）Packard FR: Op. cit., p. 27. 化膿薬は digestive の訳語。体液病理説では、化膿と消化は調理に似た同じ現象とみなされ、膿や食物は体内の熱で煮込まれて膿は肉芽に、食物は栄養に変わると考えられていた。

（3）ibid., p. 163

（4）ibid., p. 46

（5）Pare A: Dix Livres de la Chirurgie. 1564

（6）Pare A: Voyages et apologie, 1585. 一五八〇年にグルムランは外科書全三巻を出版し、その第三巻でパレを批判した。いわく、結紮糸は切れる、動脈が糸で切れる、拍動で結び目がほどける。さらに、結紮は時間がかかる、結紮がうまく行っても熱が出る、神経を巻き込んで痙攣が起こり、生命の危険があるとさえ言った。

（7）Packard FR: Op. cit., p. 138.

（8）第九章注（6）を参照。

（9）支持鉤は先端をカギ状に曲げた細長い棒［柄付きフック］のこと。支持鉤 tenaculum という英語は「持つ」という意味のラテン語の動詞 teneo から派生した名詞で、当初は鉗子 forceps の同義語だった。しかし、血管結紮に用いられて普及した一八世紀中頃からフックの意味に用いられるようになった。支持鉤に血管を引っかけ、血管を捻転すれば、結紮する間に出血し続けるということはなかった。

（10）Guillemeau J: Les Oeuvres de chirurgie de Jacques Guillemeau, avec les portraicts, de toutes les parties du corps humain et des instruments etc., p. 262, 1598. パレ以降のフランス外科は、外科医同士の抗争のため、一七世紀末までほとんど進歩がなかった。ギユモーのいう二人の偉人とは内科医のグルムランと外科医のパレのことである。パレの後に結紮止血が広まらなかったおもな理由は、当時の切断術は大部分が壊死部分で切断するヒポクラテスの手術だったからである。壊死部分の血管は出血しないので止血の必要はなく、出血したとしても血管がもろくなっていて結紮すると血管が切れるため、結紮止血はむしろ危険だった。

（11）Fallopius G: Opera omnia in usum congesta. 1606. パドヴァ大学の解剖学教授。

（12）Fabricius ab Aquapendente: Pentateuch. 1592［Opera chirurgica in duos partes divisa. 1617］アクアペンデンテはファロッピオの後継者。ド・ムーラン『外科史』によると、『外科五書 Pentateuch』は、腫瘍、創傷、潰瘍、骨折、脱臼の五部からなり、この五書分類はアヴィセンナ以来一八世紀まで用いられた。体液病理説が深く関係する分類と考えられ、固体病理説が確立するとともに用いられなくなった。

（13）Daléchamps J: Chirurgie françoise. 1570. ダレシャンはオテル・ディウの医師で、パレと面識があった。この本は、アエギナのパウロスの第六巻を翻訳し、註釈にはケルスス、ヒポクラテス、ガレノス、アラブ人、アラビア学派から引用した。これらの古代人に現代の権威としてパレを加え、図譜はほとんどがパレからの引用だった。

（14）Ranchin F: Questions françoises, sur toute la chirurgie de M. Guy de Chauliac. 1628. ランシンはモンペリエ大学の教授。一五六四年生まれなので、本文中の一五八〇年は誤りと思われる。

（15）Schenck J: Observationum medicarum rariorum, libri VII. 1643. シェンクはドイツの医師。

（16）Fabricius Hildanus: De gangraena et sphacelo. 1617. パレは切断術で「女性が髪をまとめるのに使う丈夫な幅広の帯」を用いて患肢をしばったが、ヒルダヌスも同じ帯を用いた［Billoth T: Op. cit.］。ヒルダヌスはバックル付きのベルトを巻く止血法についても述べている。［図14の図61］

（17）Sennert D: Institutionum medicinae libri V. 2nd ed., 1620. ゼンネルトは外科医ではなくドイツの医学教授。

（18）Gale T: Certaine Workes of Chirurgie, newlie compiled and published by Thomas Gale, Maister in Surgerie, 4 vols, 1563. オルバットによると、この本は全四巻で、第三巻の An Excellent Treatise on Wounds made with Gunne-shot でゲイルは「銃創を毒創とみなしたブルンシュヴィヒとダ・ヴィゴーの大きな誤り」に反対したという。

（19）Clowes W: A Profitable and Necessarie Booke of Observations, p. 95, 1596. S・C・ハーヴィの引用文にある have practiced は never practised の誤植である。クローズの改良法とは自分が開発した止血粉のことで、クローズは結紮止血に言及はしたが、自分では行わなかったと思われる。この本はフランス語ではなく初版から英語で出版された。一五九六年に初版、一六三七年に第三版が出版された。クローズはむしろ焼灼を好み、一五八八年に止血法として「烙鉄がとくにすぐれているが、見た目が悪く、患者に大きな悲嘆、火傷と疼痛の恐怖を与える」と述べている。［A prooved practise for all young chirurgians. p. 32, 1588］

（20）Lowe P: The whole course of chirurgerie. tr. 4, ch. 6, 1597. ロウは infection と putrefaction をほぼ同義と考えていた。Infection の訳語「感染」は近代概念なので、ここでは「腐敗」と翻訳した。

（21）Lowe P: A Discourse of the Whole Art of Chyrurgery. p. 90–94, 1654［Gurlt: Op. cit., Bd 3, p. 373–374, 1898］

（22）Woodall J: The surgeons mate or Military & domestique surgery. p. 391, 1639. イギリスでは、一八世紀後半にシャ

ープが推奨するまで、結紮による止血はほとんど広まらなかった。［第八章を参照］

（23）確かに、一七世紀は外科学より物理学と生理学の進歩が著しく、ウィリアム・ハーヴィが血液循環を発見した。しかし、「戦争は外科の母」というように［Sarton G: Introduction to the History of Science. Vol. 2, Pt. 2, p. 519, 1931.］、止血法における画期的な発明であるターニケットは一七世紀の戦争から生まれた。［第七章を参照］

（24）Harvey W: De Motu Cordis. 1628.

（25）Bidloo G: Anatomia Corporis Humani, Centrum et quinque tabulis. 1685. この本は出版された当初は不評だったが、現在は銅版画による解剖図の頂点にあるといわれている。

（26）Ruysch F: Observationum anatomico, chirurgicarum centuria. 1691. ライスが注入法をいつ開発したかは特定できない。なお、Ruysch は英語式発音でルイシュ、オランダ語でロイスともライスとも読むという。

（27）Sömmering ST: Vom Baue des menschlichen Körpers. 5 Bands, 1791–1796. この本に図譜はないが、ゼンメリングは自分の観察に基づいて正確に記述した。ゼンメリングは脳神経の近代的な分類を確定したことで有名。

第七章　ターニケット

（1）ターニケットと緊縛帯は異なるが［第三章注（9）を参照］、tourniquet を緊縛帯の意味にも用いている欧米文献が少なくないので注意が必要である。また、フランス語 tourniquet はプティの造語という説があるが、これは誤りである。一六八六年に用例があるからである［Meurisse HE: L'art de saigner. p. 321–322, 1686］。一七〇七年のディオニスの本は一七三三年に英訳されたが、tourniquet は wrench と英訳された。Tourniquet というフランス語が英語になったのは、一七三九年のシャープの外科書で使われて以来のことと思われる。

（2）半結びは糸の両端を一回からませるだけの結び方。

（3）Gersdorff H von: Feldbuch der Wundarzne. 1517. ゲルスドルフは下記のように述べた。［Billings JS: Op. cit., p. 42］パレやヒルダヌスも幅広の緊縛帯を用いたが［第六章注（16）を参照］、アルキゲネスとヘリオドロスの緊縛帯と同じで、当時の緊縛帯に動脈出血を止める効果はほとんどなかった。

患者は何よりもまず神に身をゆだね、罪を告白し、神が身代わりに罪をあがなってくれたことに感謝し、外科医も同じことをする。そうすれば、神は外科医の仕事によい結果をもたらしてくれる。手術するときは、器械と備品をすべてそろえる。ハサミ、ナイフ、ノコギリ、止血剤、伸縮性の帯［緊縛帯］、包帯、パッド、麻クズ、タマゴなど、手術に必要なものをそろえ、手術の手順に従って並べる。手術の準備ができたら、助手に患肢の皮膚を強く引っ張らせて患肢を帯でしばる。また、別の帯でその前をしばり、二本のヒモの間に一横指の隙間を残し、ここをナイフで切断する。こうすれば確実にかつ簡単に切断でき、きれいな断端になる。肉を切ったら、ノコギリで骨を切ってヒモを除去し、助手に皮膚を引き下ろさせて骨と肉にかぶせ、断端の上でしっかり固定する。二横指幅の包帯を巻くときに皺がよらないように湿らせ、大腿を断端まで巻き下ろし、肉が骨の断端を被うようにして包帯する。以上のようにすれば、出血を恐れる必要はない。止血剤の上に厚いパッドをかぶせ、牡ウシか雄ブタの膀胱の頸部を切ったものでパッドと断端を被う。膀胱は乾いていないが、軟らかすぎないものを用いる。それをかぶせてヒモできつくしばれば、出血は気にしなくてよい。……［止血剤としては］生石灰二オンス、硫酸塩とミョウバン各一オンス、煆焼したアロエ、没食子、松ヤニを各四分の一オンス、それに、硝酸二オンス半にウサギかシカの腹から刈り取った白毛をよく混ぜ、蒸留器にかけて残った残渣を用いる。これを用いるときは卵白に混ぜる。……しかし、動脈出血が激しく、流血が止まらなければ、焼灼を用いる。

（4）この器具は拷問器具のガロットまたはスペイン式巻揚げ機とも呼ばれる。ねじり終えた棒はあらかじめ包帯に通しておいた皮革片で固定された。

（5）ターニケットは血液循環説の誕生［一六二八年］後にはじめて考案された。ターニケットの出現により、一七世紀には結紮による止血を行う外科医がようやく増えはじめた。少なくとも切断術では、ターニケットを巻き、ゆとりをもって太い血管を結紮するようになった。

（6）Dionis P: Cours d'operations de chirurgie. p. 701, 1707. ディオニスはブザンソン攻城戦でひとりの軍医がターニケットを発明したと述べているが、モレルの名前は挙げていない。モレルの功績を知らしめたのはムーリスである。［Meurisse HE: Op. cit. 1686］

（7）Heister L: Chirurgie, in welcher alles was zur Wund Artzney gehöret, nach der neuesten und besten Art, gründlich abgehandelt wird usw., 1724

（8）Petit J-L: D'un nouvel instrument de chirurgie. Histoire de l'Académie Royale des Sciences, p. 199–202, 1718

（9）Esmarch JFA: Ueber kuntsliche Blutleere bei Operationen. Sammlung Klinische Vortrage 58: 373–384, 1873

（10）キャリパー caliper はノギスのような測定器。患肢をはさみ、血管の通る部位だけを圧迫する。［図16の4］

第八章　一八世紀の止血法

（1）止血剤には腐食剤や収斂剤が用いられた。しかし、当時は吸水作用が収斂作用とみなされ、アガリクスやホコリタケなどの海綿状物質による止血が一七五〇年代から流行した［後掲のクーパー著『臨床外科事典』を参照］。また、シャクマハギは「ウサギの毛」とも呼ばれ、その葉の柔毛がウサギの毛に代用されていた。

（2）止血ボタンは硫酸塩に浸したリング状の綿といわれることもあるが、ディオニスは硫酸塩の欠片を少量の綿でくるんだものと説明している。［Dionis: Cours d'operations de chirurgie. 4e., p. 744, 1740］第二章注（3）を参照。

（3）Heister L: Op. cit.［A General System of Surgery. p. 45–49, 1743］

（4）LeDran HF: The Operations in Surgery. translated by Gataker, T., p. 428–430, 1749. 一八世紀はじめの外科医は、血管を結紮するとき周囲組織と一括してしばった［集束結紮という］。血管が切れるのを恐れたからである。また、外科結紮の起源は不明だが、文献的には遅くとも一三世紀末にランフランクが言及している。

（5）Sharp S: A Critical Enquiry into the Present State of Surgery. p. 304–313, 1754. ヴァルサルヴァが手術した例の剖

検報告は下記にある。Petri Paulli Molinellii: De aneurysmate e lasa brachii in mittendo sanguine arteria. Commentarii de Bononiensi Scientiarum et Artium Instituto atque Academia. vol 2, part 2, p. 65–101, 1746

（6）支持鉤は一九世紀半ばまで広く使われていたが、Λ型のバネ鑷子やブルドック鉗子に取って代わられた［第六章注（9）と第九章注（6）を参照］。一六世紀に結紮を復活させたパレは、結紮糸で血管が切れることを恐れ、血管を周囲組織といっしょに結紮したり幅広の糸を用いたりした。一七世紀末にディオニスが神経を巻き込まないように血管だけの結紮を勧めて以来、血管と周囲組織を集束結紮すべきか、血管だけを結紮すべきかという議論が長らく続いた。［Senn: Experimental researches on cicatrization in blood vessels after ligature. 1885］

（7）Hales S: Haemastaticks. 1733

（8）Petit JL: Dissertation sur la manière d'arrester le sang dans les hémorragies, etc. Histoire de l'Académie Royale des Sciences, p. 85–102, 1731. プティは血管内にできる凝血を bouchon、ジョーンズは内在凝血 internal coagulum と呼んだ［後掲のクーパー著『臨床外科事典』を参照］。Thrombus という言葉はあったが、「血栓」という概念がなかったからである。当時の thrombus は小さな凝血とくに皮下血腫を意味していた。この言葉に「血栓」という意味をはじめて与えたのは一八五八年のウィルヒョウ著『細胞病理学』である。

（9）Hewson W: An Experimental Inquiry into the Properties of the Blood. 1771. イギリスの外科医ヒューソンは血漿の一部を「凝固リンパ液」と呼んだ。一七九七年に血中の線維状物質がフィブリンと命名され、凝固リンパ液はこのフィブリンの前駆物質と分かり、一八三〇年にフィブリノーゲンと命名された。

（10）Jones JFD: A Treatise on the Process Employed by Nature in Suppressing the Hemorrhage from Divided and Punctured Arteries. 1805. ジョーンズはプティとその後の研究を調べ、止血の要因は血液の凝固だと結論した。また、実験を行い、血管の内膜と中膜が破壊されることが結紮によって血管が閉塞する主因だと主張した。それゆえ、体内に残る糸による化膿を防ぐため、結紮して血管の内・中膜を切った直後に用済みになった糸を除去することを勧めた。［後掲のクーパー著『臨床外科事典』を参照］

（11）Cooper S: A Dictionary of Practical Surgery. 5th ed., p. 603–614, 1825. クーパー著『臨床外科事典』の「出血」の説明にはジョーンズの著書が手際よくまとめられているので、その全訳を訳注の末尾に掲載する。

（12）Haire L: Remarks on Mr. Lucas's practical observations on amputation. Lond Med J 7: 377–390, 1786 Nov. イギリスの外科医ヘアは、糸の材料にはとくに言及せず、次のように述べている。体内に残した糸の結び目が瘻孔をつくって体外に出てくる現象はこの頃からすでに知られていた。［第八章注（20）を参照］

結紮糸は治癒を妨げて遅らせることがある。私の友人の有能な外科医は、糸を結び目の近くで切り、結び目を残すことを提案した。この方針に従い、切断術の創面は一〇日で治癒した。短く残した結紮糸は、やがて小さな孔をつくって外に出てくるが、何の問題もなく、患者は痛みを感じない。

（13）Veitch J: Observations on secondary hemorrhage, and on the ligature of arteries after amputations, and other operations. Edinb Med Surg J 2: 176–179, 1806 April. イギリスの外科医ヴィーチは切断術で「細い動脈だけでなく、大腿動脈も絹糸で結紮する」ことを勧め、「糸の端を一本だけできるだけ結び目の近くで切れば、残した異物の問題は私が見慣れた方法よりも小さい」と述べている。

（14）一九世紀には、結紮糸による化膿をなくす対策として、糸をできるだけ早く多く除去するか糸を用いない方法が考えられた。すなわち、①糸の端を結び目の近くで切る。②吸収糸を用いて自然消滅を待つ。③結紮した直後に糸を除去する。④結紮糸を用いずに血管を挫滅する、⑤金属線を用いる［Levert HS: Experiments on the use of metallic ligatures. Am J Med Sci 4: 17–23, 1829］などである。最終的には、消毒法が開発されたことにより、消毒した吸収糸で結紮して糸の両端を結び目の近くで切る方法が広く行われるようになった。［第一〇章を参照］

（15）Physick PS: Communication for the Eclectic Repertory. The Eclectic Repertory and Analytical Review 6: 389–391, 1816. Dorsey JD: Elements of surgery, for the use of students. vol 1, p. 48–49, 1818. フィジックは甥のドルシーに

シカ革でできた結紮糸の実験を依頼し、二年後の一八一六年にこの方法を提案した。一八一八年にドルシーは著書『学生のための外科の基礎』第二版でこれを紹介した。この方法は、動物性の糸は吸収されて自然に消滅するので、糸が化膿を起こすことはないという考えに基づいている。動物性の糸が体内で溶けて吸収されることが広く知られるようになったはこのフィジックの提案がきっかけである。

（16）Jameson HG: Observations upon traumatic haemorrhage, illustrated by experiments upon living animals. Amer Med Recorder 11: 3–70, 1827. ジェイムソンは結び目が線維膜に包まれることをはじめて観察した。

（17）Smith N: Case of ovarian dropsy, successfully removed by a surgical operation. Amer Med Recorder 5: 124–126, 1822 マクダウェルは一八〇九年に卵巣切除術にはじめて成功し、一八一七年に三例をまとめて報告した。一八一九年にも二例を報告しているが、吸収糸には言及していない。ネイサン・スミスはアメリカでマクダウェルの次に卵巣摘出術に成功した。スミスは革手袋からつくったヒモで卵巣嚢腫の茎部の動脈を結紮した。この結紮糸は結び目の近くで切り、手術創は絆創膏で閉鎖し、縫合しなかった。

（18）Malgaigne JF: Manual of Operative Surgery. p. 33, 1846. フィジックの後に動物性の吸収糸を用いた報告例は散発的で、動物性の糸が普及したのはリスター後の一八八〇年代である。［第一〇章を参照］

（19）Cooper AP and Travers B: Surgical Essays. vol 1, p. 136–139, 1818. アストリー・クーパーは、八〇歳男性の膝窩動脈瘤で大腿動脈を結紮したが、シカ革ではなく腸線［カットグート］を用い、糸の両端を短く切った。

（20）Liston R: Practical Surgery. p. 23–24, 1837. 一九世紀はじめ頃、結紮や縫合に糸を利用することは忌避されていた。太い血管や体内深部の大出血を除けば、ふつうの出血は焼灼法で止血し、消毒法が普及するまで結紮法は二の次だった。また、手術創は絆創膏を用いて傷口を寄せた。体内に残した糸の結び目が形成する膿瘍は、ドイツで Nahtabscess, Stichkanaleiterung, Nahtfistel などど呼ばれていたが、ハルステッドがこれを縫合糸膿瘍 stitch abscess と翻訳した［Bull Johns Hopkins Hosp 4: 17–24, 1893］。日本では絹糸膿瘍 Seidenabscess と呼ばれることもあるが、これは和製ドイツ語ではないかと思われる。

第九章　止血鉗子

（1）Halsted WS: Operative Story of Goitre. Johns Hopkins Hospital Reports 19: 71–257, 1920

（2）結紮鉤はパレの時代に出現した器械で結紮針ともいう［図21］。支持鉤の針先に目穴をつけたのが結紮鉤で、この穴に糸を通して血管の下をくぐらせ、血管に糸を回す。先端の針の部分を直角に曲げたものが動脈瘤針である。下図を参照。［Truax C: The Mechanics of Surgery. p. 483. 1899］

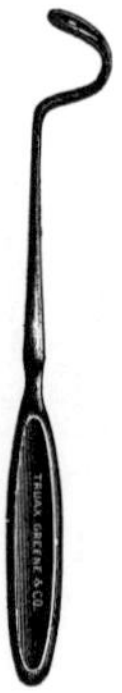

（3）クロムホルツの原典は不明だが、アウレリアヌスの『急性疾患と慢性疾患』を引用したと思われる。Caelius Aurelianus: On Acute Diseases and on Chronic Diseases. translated by Drabkin IE. p. 621, 1950.

（4）Scultetus J: Armamentarium Chirurgicum. 1653［第八章注（6）を参照］

（5）原語はtertium necessitatumだが、具体的に何を意味するかは不明。

（6）固定装置のついた鉗子を動脈鉗子という。最初の動脈鉗子は、一七世紀にパリ大学の外科学教授ギー・パタンが考案した、肢柄［しへい］がバネで開いて先端が閉じるH型の鉗子である［図18 fig. 6］。この鉗子はValet-à-Patin［ヴァレタパタン。パタンの従僕という意味］と呼ばれて広く用いられたが、一八世紀半ばに支持鉤に取って代わられた。さらに、支持鉤は一九世紀はじめにバネ鑷子に、バネ鑷子は一八六〇年代に止血鉗子に取って代わられた。グレーフェとアミュサの動脈鉗子は固定装置のついたΛ型のバネ鑷子だが、一八四〇年にシャリエールは肢柄が交差するバネ鑷子を開発し、これがブルドック鉗子の原形になった［図21］。

（7）Amussat JZ. Torsion des artères pour prévenir les hémorragies. Archives Générales de médecine 20: 606–610, 1829 アミュサは動脈を七、八回ねじるだけで動脈の内膜と中膜が切れて管腔が閉塞すると報告した。この報告から捻転止血はアミュサ法と呼ばれ、アミュサが捻転止血を再発見したかのようにいわれていた。

（8）Bushe GM: Torsion of arteries. New-York Medico-chirurgical Bulletin 2: 212–213, 1831. ブッシュは、中世のショリアックもすでに捻転止血を行っており、自分も一八二七年から捻転止血を行っていると述べ、捻転止血の再発見に関するアミュサの優先権を否定した。

（9）Liston R: Op. cit., p. 21

（10）ibid, p. 321

（11）Smith HH: A System of Operative Surgery. 2 vols, 1852. 固定装置とくにラチェットのあるX型鉗子を止血鉗子という。S・C・ハーヴィはフィジックの持針器と銃弾鉗子を止血鉗子の原形とみなしたが、固定装置のあるX型の鉗子はすでに一七世紀から存在するので［図14］、一般には一八五八年にシャリエールが発明した布鉗子が止血鉗子の原形とみなされている。この布鉗子はラチェットのあるX型鉗子としては最初のものだった。シャリエールは一九世紀の有名な器械業者で、その製品は多くの賞を受けた。

（12）Power D'A: Bryant's ileo-femoral triangle. Brit J Surg 13: 201–205, 1925. 一九世紀には、捻転止血、圧挫止血、針圧止血などの結紮糸を用いない止血法が研究された。一八六〇年代にクーベルレはシャリエールの布鉗子を卵巣嚢腫の摘出術に用い、当初は鉗子を数日後にはずしていた。一八六七年に手術終了時に鉗子をはずすようになったが、はずした後に結紮が必要になることはまれだった。一八七五年にクーベルレはこの圧挫だけによる止血を圧挫止血法と名付けた。シンプソンが勧めた針圧止血法は、金属による一時的な動脈の圧迫止血である。浅在血管の出血では、長い直針で血管をすくうように刺して針先を血管の向こう側に出し、針を留置して下から皮膚に向かって血管を圧迫し続ける。深在血管では、血管をまたぐように血管の両側の組織に針を通し、上から骨に向かって血管を圧迫する。針は二日以内に抜去された［芳賀栄次郎著『外科通論』一八八九年］。パワーによると、一八八四年にブライアントは二〇〇例以上の四肢切断術を報告し、捻転するだけで止血を行ったが再出血は一例もなく、そのうち一一〇例以上は大腿切断術だったと報告しているという。

（13）Halsted WS: Op. cit., p. 146, 1920

（14）Süskind A: Ueber die Exstirpation von Strumen. p. 26, 1877

（15）Bruns V von: Handbuch der Chirurgischen Praxis. vol 1, p. 29, 1873. ブルンスの器械リストにある動脈瘤針と結紮

針は針先に針穴があるが、鈍尖フックはふつうの形のフックで針穴がない。

（16）Halsted WS: Op. cit., p. 150, 1920

（17）ibid, p. 172, 189–190. 一八六〇年にソロモン・モウは自社をモウ・アンド・ソン社と改名し、さらに一八七五年頃にトンプソンを共同経営に加えてS・モウ、ソン・アンド・トンプソン社と改名した。どの時期のカタログにも数種類の捻転鑷子〔有鉤バネ鑷子〕の図が記載されている。一方、一八七六年にアナトール・コランはシャリエールの会社を引き継いでコラン株式会社と改名した。シャリエールは一八六七年にはじめてカタログを出版したが、その後のカタログはコラン社の名前で出版されている。なお、ハルステッドが渡欧したのは一八七八年一一月から一八八〇年九月までだが、引用文中のハルステッドの記憶は一年ずれている。

（18）Günther GB: Lehre von den blutigen Operationen am menschlichen Körper in Abbildungen mit erläuterndem Texte zum Gebrauche für Studirende und ausübende Wundärzte. Taf 5, Fig 1, p. 36, 1859

（19）ハルステッドのモスキート鉗子のこと。

（20）貫通結紮は、針糸を血管か周囲組織に刺して半結びを行い、血管に回して再び結紮する方法。縫合結紮ともいう。ハルステッドは貫通結紮の普及に貢献した。Halsted WS: The employment of fine silk in preference to catgut and the advantages of transfixing tissues and vessels in controlling haemorrhage. JAMA 60: 1119–1126, 1913

第一〇章　リスターと結紮糸

（1）Halsted WS: Op. cit., 1904. ハルステッドは手術件数の変化を次のように報告している。

マサチュセッツ総合病院

エーテル発見前の一〇年間の手術件数	三八五件
エーテル発見後の一〇年間の手術件数	一八九三件
消毒法導入（一八七八年）までの一〇年間の手術件数	七六九六件
消毒法導入後の一〇年間の手術件数	一〇一一九件

	最近一〇年間（一八九四年～一九〇四年）の手術件数	二四二七〇件
	一九〇三年の年間手術件数	三一〇九件
ボストン市立病院	一八七八年の年間手術件数	三一六件
	一八七八年から一八八七年までの手術件数	五八八二件
	一八九三年から一九〇二年までの手術件数	一六二六九件
	一九〇三年の年間手術件数	一九二三件
ニューヨークルーズベルト病院	一八七八年の年間手術件数	一三二件
（婦人科手術も含む）	一八七八年から一八八七年までの手術件数	四〇六〇件
	一八九四年から一九〇三年までの手術件数	一八一八一件
	一九〇三年の年間手術件数	二七一九件
ニューヨーク病院	一八七八年の年間手術件数	一四二件
	一八七八年から一八八七年までの手術件数	二七〇六件
	一八九三年から一九〇二年までの手術件数	一三〇〇二件
	一九〇三年の年間手術件数	一六八〇件

（2）Malgaigne JF: Op. cit., p. 33. 一九世紀前半には動物性の吸収糸より麻糸や絹糸のほうが好まれていた。

（3）Lister J: The Antiseptic System of Treatment in Surgery. Brit Med J ii: 101–102, 1868 Aug 1

（4）ibid, p. 101

（5）動物体には体内に入った異物を体外に押し出す包囲化 encapsulation 作用がある。異物は免疫細胞や線維膜の嚢胞に包み込まれて無害化され、体外の皮膚表面や腸管内腔に押し出される。しかし、無菌状態の異物は、線維膜に包まれるだけで、体外に排出されることはない。

（6）Lister J: Op. cit., p. 101, 1868

（7）麻糸のプレジェットとは、麻糸を卵形に束ねた糸束のことで、毛細管現象による創傷内の液体の排出に用いられた。一九世紀の日本では、麻糸の代わりに綿糸が使われ、綿撒糸［めんざんし］と呼ばれた。
（8）Lister J: Observations on ligature of arteries on the antiseptic system. Lancet i: 451–455, 1869 April 3
（9）ibid, p. 452
（10）ibid, p. 453. リスターは楽器用の腸線メーカーの工場を見学した。リスターによると、工場では、ヒツジの小腸を鈍な器械でこすって粘膜や輪状筋などをこすり落とし、後に残る縦走筋のついた漿膜と粘膜筋板からなる筒を強くねじり、腸線をつくっていたという。
（11）ibid, p. 453. 腸線は吸収されても残っているように見えるというリスターの観察は「歴史的な発見」だといわれている。［Med Hist 17: 158–168, 1973］
（12）ibid, p. 455
（13）ibid, p. 455. リスターは皮革業者が皮をなめすのにクロム酸を使うことから腸線のクロム酸処理を思い付いた。
（14）類は友を癒す similia similibus curantur という原理はパラケルススやホメオパシーのハーネマンに由来すると考えられている。しかし、このラテン文は一二世紀にはすでに存在したとされ［The Homeopathic World 8: 49–50, 73–75, 1873］、煉金術にも似た考えのラテン文 similia similibus solvuntur があるので、一〇世紀はじめにラーゼスがこの原理を知っていたとしても不思議ではない。
（15）一九世紀はじめには多くの外科医が絹糸を用いていたが、消毒法が普及するとともに腸線の利用が広まり、二〇世紀はじめ頃は絹糸より腸線のほうがよく用いられていた。しかし、一八八七年にコッヘルは、腸線を用いた手術三一例中二九例に感染症を起こしたため、再び絹糸を用いるようになった。また、その影響を受けたハルステッドは一九一三年に腸線より絹糸がすぐれていると報告した。それゆえ、本書の原著が出版された頃のアメリカでは腸線か絹糸かという論争が続いていたが、一九三三年にウイップルが絹糸に軍配を上げて以来、絹糸が広く用いられるようになった。しかし、絹糸も縫合糸膿瘍から免れなかったため、二〇世紀半ばから吸収性の合成糸の開発がはじまり、絹糸に取って代わろうとしている。
Kocher T: Eine einfache Methode zur Erzielung sicherer Asepsis. Correspondenz-Blatt für Schweizer Ärzte 18: 3–20, 1888——Halsted WS: Op. cit., 1913——Whipple AO: Use of silk in the repair of clean wounds. Ann Surg 98: 662–671, 1933

あとがき

(1) Weber KO: Die Gewebserkrankungen im allgemeinen und ihre Rückwirkung auf dem Gesammtorganismus. in Pitha-Billoth's Handbuch der allgemeinen und speciellen Chirurgie. Bd 1, p. 152, 1865

(2) Harvey SC: The history of hemostasis. Ann Med Hist n. s. 1: 127–154, 1929

(3) Edwards AM: A sketch of the history of the surgical means for arresting bleeding from arteries. BMJ i: 241–245, 1860 March 31——Hunter RH: Hæmorrhage, A Historical Survey. Ulster Med J 3 (1) 33–36, 39–40. 1934

(4) 安藤博「出血との闘い・局所止血法の歴史」臨床外科 40: 930–931, 1079–1080, 1259–1261, 1373–1375, 1531–1533, 1985

(5) Harvey SC: Fibrin paper as an hæmastatic agent. Ann Surg 68: 66–70, 1918

(6) 米軍の Combat Application Tourniquet［戦闘用ターニケット。通称CAT《キャット》］

サミュエル・クーパー『臨床外科事典』第五版より

出血　Hemorrhage——ギリシア語の血液 aima と破裂 rhegnumi との合成語

※〔　〕内の頁はジョーンズの著書の引用箇所

はじめに

出血は間違いなく外科で重要な問題である。(1) 出血に対する恐怖により、外科の発展はかなり遅れた。古代人は確実な止血法を知らなかったので、小さな腫瘤の切除でさえ恐れた。彼らが烙鉄や緊縛帯を用いて恐る恐る行った心許ない手術は、現在はナイフで素早く安全に行われている。昔の外科医は、壊死した四肢を切断するとき、壊死部分を切断した。出血を恐れるあまり、出血しなくなった部分しか切断しなかったからである。「しかし、出血の危険は手術のときだけでなく、外科医が呼ばれるような重大な事故にもある」(2)〔六頁〕。

自分の血液が失われることを考えると恐くなるのは自然な感覚である。(3)この恐怖は言葉を憶えはじめた幼児も立派な成人も同じように感じる。この恐怖は異常とはいえない。戦死者のうち出血による死者は四分の三を占め、大きな外科手術では出血による死亡がいつも恐ろしく多い。

動脈の血液は静脈より勢いよく流れるので、動脈の出血は静脈の出血より量が多く、止めるのが難しい。しかし、静脈の血流も早くて多いので、静脈出血も危険なことが多く、致命的なこともある。動脈出血は鮮紅色の血液がドクドクと噴出する。静脈出血は暗赤色の血液がダラダラと流れる。この動脈出血と静脈出血の違いはきわめて重要である。というのは、滲み出る出血は動脈も静脈も出血量がほぼ同じだからである。しかし、静脈の出血ならば外科医は止血せずに創傷を閉鎖してもよいが、動脈の出血ならば止血しなければならない。

ジョーンズ博士(4)は止血に関する比類ない研究で世界に貢献した。この『臨床外科事典』の目的は近代外科のおもな業績を解説することなので、まず自然止血についてこの紳士がはじめて公表した考えを正確に読者に伝えたい。その後、実際に行われている人為的な止血について考察する。

一　ジョーンズ博士の自然止血論

1　血管の解剖

動脈の壁は、内膜、中膜、外膜という三層の膜に分かれる(4)〔一〜三頁〕。

内膜はきわめて薄くて平滑である。「弾力性で繊細な構造のわりに長軸方向には強いが、横方向に弱いのでわずかな力で簡単に横に裂ける」。その病変から、内膜は管状で、たぶん知覚があると思われる〔一〜二頁〕。

中膜はもっとも厚く、弾力のある筋肉線維からなっているので、死体で動脈の内腔を開存させ、管の形状を保っている。この中膜には縦走線維がなく、「輪状線維が弱い結合でつながっているので、横から力を加えられると、動脈は簡単に凹む」〔二頁〕。

外膜はきわめて白く、緻密で、弾力性がある。「動脈をきつくしばると、中膜と内膜はナイフで切ったように完全に切断されるが、外膜は傷つかない」〔三頁〕。

さらに、正常な状態では、すべての動脈はこれらの膜のほかに周囲を囲む鞘状の膜〔血管鞘〕と蜂窩組織〔疎性結合組織〕でつながっている。「動脈を完全に切断すると、断端は両方とも弾力性によって引っ込み、蜂窩組織でつながっている血管鞘の中で長さが縮む」〔四頁〕。

もうひとつの重要なことは「動脈を完全に切断すると、多かれ少なかれ断端の口径が縮み、この収縮は必ずではないが永続することが多い」ということである〔四頁〕。

動脈には、栄養血管、静脈、リンパ管、神経が伴走する。「動脈は生体が受けるどんな変化も受けやすい構造で、動脈が傷つくとこれらに炎症が起こり、傷を治したり管腔を永久に閉鎖する凝固リンパ液〔フィブリノーゲンに相当する〕が流出する」〔五頁〕。

2　プティの凝血説をめぐる議論

一七三一年[5]に外科医プティは出血が自然に止まる理由をはじめて説明した。「プティの考えでは、切れた動脈の出血は凝血の形成によって止まる。凝血の一部は動脈の中、一部は外に形成される……凝血は動脈の内壁、傷口、周囲組織にくっつく。また、結紮したときも結紮部の上流に凝血が形成されるが、結紮しなかったときにできる凝血とは形が違うだけである。この考えから、彼は圧迫して凝血形成を助けることを勧めた」〔八頁〕。

一七三六年[6]にモランは興味深い論文を発表した。モランは凝血は止血に役立つと認めたが、出血が止まるのは「動脈の輪状線維の収縮によって管腔が狭まり、縦走線維の収縮によって管壁が〔シワよって」肥厚し、ほとんど通れなくなる」からだと述べた。彼は、「結紮すると、動脈の周囲を圧迫したときと同じように」、動脈が縮んでシワがよるので管腔が閉塞すると考えていた〔一〇頁〕。

モランのおもな誤りは動脈の収縮と後退の起こり方の説明で、現在の解剖医が誰も認めていないのに、縦走線維の存在を信じたことだった。完全に切断された動脈が縮んで引っ込むことは異論のない事実だが、ジョーンズ博士が述べたように、動脈の収縮と後退が彼の結論に影響することはなかった。ジョーンズの結論は「離断された動脈の血流が止まるのは凝血の形成による」ということだったからである〔一一頁〕。

シャープ(7)は同じ考えを述べた。「血管は切り離されるとすぐに出血し、人為的に止血するか、血管の末端が断端の中に縮んで凝血が塞ぐまで、出血し続ける」〔一一～一二頁〕。

プトー(8)は、「動脈が切り離されると凝血が必ずできるという考えを否定し、凝血ができても止血が少し助けられるにすぎないと考えた。また、動脈の後退は明確ではなく、凝血よりも止血への影響は小さいと主張した」。プトーの考えは、「出血を妨げるのは動脈の断端周囲の蜂窩膜〔血管鞘〕の腫脹である。また、結紮することは蜂窩組織の腫脹と硬化が早まって広がるのに役立つ」というものだった〔一三～一四頁〕。

グーチ(9)、ホワイト(10)、エイキン(11)、カークランド(12)はみなプティの凝血説に反対した。グーチは自分の考えにプトーの考えを少し混ぜ、「細い動脈が離断されると、周囲組織の下に引っ込むので、断端の口径は自然に小さくなり、それによる圧迫にも助けられるが、周囲組織の腫脹が増大して血液の流出を止める」と主張した〔一六〜一七頁〕。

ホワイトとカークランドは、グーチの考えに基づき、「動脈は収縮する性質によって〔断端から〕もっとも近い分枝〔側副枝〕までの内腔が閉鎖する」と考えた〔二二頁〕。

ジョーンズ博士は「切れた動脈が収縮することは認める。しかし、これから述べる実験により、動脈の収縮は止血に重要だが、止血の唯一の原因でも主要な原因でもないことが裏付けられた」と述べた。「動脈が十分に太ければ、動脈の傷を流れる動脈血の圧力は血管の収縮に逆らい、凝血ができなければほとんどが死にいたる」〔二四頁〕。

ジョン・ベル氏[13]は「出血が自然に止まる理由は、動脈の収縮、線維の収縮、凝血形成のどれでもなく、動脈周囲の蜂窩組織に血液が注入されるからだ」と主張した〔二五頁〕。このベル氏の考えの矛盾や不合理を明らかにするには、ジョーンズ博士の論文を参照する必要がある。ジョーンズ博士はベル氏を批判し、次のように結論した。

動脈周囲の蜂窩膜に血液が注入されることが自然止血の唯一の原因と本気で考えているならば、ベル氏は枝葉末節にこだわり、動脈の後退と収縮、凝血の形成という止血の主要な現象を排除する過ちを犯している。……血液は動脈周囲の蜂窩組織だけでなく、動脈の断端の蜂窩組織にも注入される。すなわち、切れた動脈が血管鞘の中に後退するとはっきりした隙間が残ることになるが、この隙間は止血に必要なすべての要因の作用によって徐々に新たな凝血で満たされる〔二八〜二九頁〕。

3　離断による動脈出血の自然止血

ジョーンズ博士は一連の動物実験を説明し、太さが中位の動脈を切り離すと、自然止血には「動脈の血液、動き、構造、血管鞘、これらを結合する蜂窩組織」が関与することを明らかにし、次のように述べた。

動脈を完全に切断するとすぐに、血液の奔流、動脈の力強い急速な血管鞘内への後退、断端の軽度の収縮がほぼ同時に起こる。しかし、血流の勢いは、動脈の後退に逆らい、収縮に抵抗する。血液は動脈と血管鞘との間の蜂窩組織の層に流出し、動脈が引っ込んで生じた血管鞘内の隙間を通って外に流出し、断端の大きさや傷の状態に応じて周囲の蜂窩膜にあふれ出る。動脈が引っ込むと、血管鞘と動脈をつないでいる蜂窩線維が切れたり伸びたりし、血管鞘の内面は凸凹になる。この凸凹の蜂窩線維のため、血流が滞り、動脈の断端に凝血の形成が準備される。血管鞘内の隙間を通る血液は血管鞘の内面に徐々にくっついて固まり、周囲から中心に向かって凝血が形成され、内腔が完全に閉塞される〔五三〜五四頁〕。

ジョーンズ博士によれば、血液は動脈周囲の蜂窩膜の中、および動脈と血管鞘との間に流出する。

しかし、失血によって血流が衰えると、この状況で血液が急速に凝固し、望ましい効果が生まれる〔五四頁〕。

ジョーンズ博士が外在凝血と呼ぶもの〔動脈の外にできる凝血〕は動脈の断端にあり、最初は出血の持続を完全に妨げる。また、外にあるので動脈の続きのように見えるが、動脈を切り開くと、凝血が断端をふさぎ、血管鞘の中にあることがはっきり分かる〔五四～五五頁〕。

通過できなくなった断端の近くに分枝〔側副枝〕がないときは、断端の血液は停止し、細い円錐状の凝血を形成するが、この凝血は動脈の内腔に充満するわけではなく、断端に近い動脈壁にくっついてもいない［図16の6］。外在凝血に対し、ジョーンズ博士はこれを内在凝血〔血栓のこと〕と呼んでいる〔五五頁〕。

次に、動脈の断端に炎症が起こり、動脈の栄養血管から流出した凝固リンパ液〔フィブリノーゲン〕が損傷部に充満し、内在凝血と外在凝血の間で凝血と少し混ざり合ったりくっついたりし、すべてのものを血管内膜に強くつなげる。さらにジョーンズ博士は、止血が恒久的か否かは凝固リンパ液の凝塊の有無によるという。しかし、動脈の断端も徐々に収縮し、断端の隙間および周囲の蜂窩組織の中に凝固リンパ液が流出する。それにより、各組織は肥厚し、互いに結合して分かちがたくなる。皮膚の傷が第一志向による治癒で治らなかった場合は、凝固リンパ液がすぐに流出し、動脈を周囲組織に強くくっつけ、新しい被いをつくって傷を外界から遮断する〔五五～五六頁〕。

心臓から遠いほうの血管の断端でも同じことが起こる。しかし、この血管の断端は心臓に近い動脈よりも収縮が強く、断端をくっつける外在凝血は小さい〔五六頁〕。

血液は動脈の断端をもはや通ることができず、断端と最初の分枝〔側副枝〕との間にある部分は徐々に収縮し、内腔が完全に閉塞し、その被膜は靭帯のような外見になる。数日すると、まず最初に外在凝血が出血を止めた後に吸収され、凝血の周囲と肥厚した組織に流出した凝固リンパ液がしだいに除去され、蜂窩性を回復する〔五七頁〕。

さらに時間が経つと、断端から最初の分枝まで、靭帯状の部分は線維状に変性し、動脈の内腔は完全につぶれたようになる。しかし、最後の変化が終わるずっと前に、側副枝〔迂回路〕がかなり太くなり、連絡が断たれた末梢の部分と十分な連絡が確立する〔五八頁〕。

分枝から離れたところで動脈を切り離すと、三つの凝塊が形成される。第一は外在凝血で、断端を閉鎖する。第二はリンパ凝塊で、断端内にできる。第三は内在凝血で、リンパ凝塊に隣接する。しかし、分枝の近くで動脈を離断すると、〔分枝に血液が流れるので〕内在凝血は形成されない〔六三頁〕。

外在凝血は、動脈を離断して放置した〔自然止血の〕場合、必ず形成される。しかし、人為的に止血した場合、たとえば結紮したときは形成されない。オークのアガリクス、ホコリタケ、海綿〔などの吸水性ポリマー〕[14]を用いると、外在凝血の形成は難しくなり、圧迫の程度に左右される。しかし、内在凝血は、自然止血にまかせても人為的に止血しても、断端の近くに分枝がなければ、必ず形成される。最後に、リンパ凝塊は、十分な量の凝固リンパ液が流出すれば断端に形成され、出血が完全に止まれば必ず認められる〔七四頁〕。

4　穿刺や部分切断による動脈出血の自然止血

動脈出血は穿刺や部分切断したときよりも完全に切断したときのほうが自然に止血されやすいことがある。それゆえ、傷ついた動脈を離断することは古代人が用いた止血法のひとつだった。現代でも側頭動脈の出血に用いられることがよくある。

(1)ジョーンズ博士の実験

ジョーンズ博士の実験は、出血の現代的な問題を調べるために行われ、吟味する価値がある。しかし、動脈穿刺による出血の自然止血については、博士の考えはプティ(15)の出血に関する第三の論文に少しつけ加えたにすぎない。

穿刺すると、血液は動脈と血管鞘の間の蜂窩組織に流出し、損傷部の上流にも下流にも流出する。完全に止血した直後にその部分を調べると、動脈と血管鞘の間に凝固した血液の層が損傷部の数インチ下流から二、三インチ上流にまで広がって厚みが増し、損傷部はほかの部分より盛り上がっているのが分かる。それゆえ、凝血によって止血したというより、凝血の厚い層によって止血したというほうが正しい。凝血層は損傷部で少し厚く、動脈と血管鞘の間の凝血層は完全に連続している〔一一三頁〕。

動脈を穿刺すると、すぐに出血し、動脈と血管鞘との隙間に血液が充満して血管鞘が膨脹し、動脈壁の孔と血管鞘の孔との位置関係が変化して二つの孔がずれる。これにより、動脈壁の孔の上の血管鞘によって血液層が封じ込められて凝固し、血液の流出を妨げる〔一一三〜一一四頁〕。

しかし、この凝血は、切り離された動脈の外在凝血と同じように、出血の一時的な防壁になるだけである。恒久的な止血は傷の治癒か管腔の閉塞によって行われる〔一一四頁〕。

ジョーンズ博士の実験によれば、動脈の傷が中位ならば完全に再結合して治癒することが可能で、やがて動脈壁の内面でも外面でも瘢痕は見えなくなる。斜めや横の傷でも動脈の四分の一周以上に広がらなければ、炎症を起こした創縁から流出する凝固リンパ液で満たされて治癒するので、動脈の内腔に〔凝血による〕閉塞はほとんど起こらない。動脈壁がかろうじてつながる大きな傷は理解が難しい。というのは、傷が大きくても治癒できれば、大量の凝固リンパ液が流出し、損傷部の血管の内腔は多かれ少なかれ凝固リンパ液で充満する。しかし、傷がもっと大きければ、裂目や潰瘍ができて傷が全周に広がり、血管は完全に切断されるからである〔一一五〜一一七頁〕。

(2)ベクラールの実験

ベクラールはイヌで実験を行い、「イヌの動脈は、ヒトの動脈と大きな違いはないが、心臓の拍動が強くなく、血液は凝固しやすい」と述べた。それゆえ。ベクラールがイヌの実験から引き出した推量をヒトに適用するときは、この二つの違いを考慮しなくてはならない〔以下は雑誌によるベクラールの論文の抜粋である」。

最初の実験では、ベクラールが大腿動脈を針で刺すと、血液が流出したが、すぐに止まった。凝血を取り去ると再び出血したが、小さな出血だった。しだいに出血が弱まり、凝血を再び取ったが、最終的には止血した。動脈を調べると、瘢痕は痕跡もなかった。同様な実験を数回行ったが、結果は同じだった。[16]

第四回の実験では、血管鞘を剝ぎ取って大腿動脈を露出し、縦に二、三リーニュ〔四・五～六・七五ミリ〕切った。傷口は心拍の拡張期には閉鎖し、収縮期には血流で押し広げられた。出血は凝血で止まった。凝血を二回取り去ると、出血の勢いは衰えたが、イヌは死亡した。

第六回の実験では、同じ傷をつけたが、血管鞘は剝がさず、傷は放置した。ベクラールによると、

出血は多くなく、血管鞘の中に流出してアーモンドの大きさになり、数日後に縮小しはじめ、二、三週間後に消失した。一五日後に患肢を調べると、白い小さな盛り上がりが動脈と血管鞘に固くくっつき、傷を完全に閉鎖していた。内面には、幅五分の一リーニュ〔〇・四五ミリ〕のくぼんだ線状瘢痕があった。管腔は正常で、完全に開存していた。

第七、八、九回の実験では、大腿動脈の四分の一周、二分の一周、四分の三周を切開し、傷から血管鞘を剝がした。第一〇回の実験では、四分の一周を切開したが、血管鞘は剝がさなかった。〔どの場合も〕出血は凝血で止まったが、イヌが動くと再び出血し、イヌは死亡した。

第一一回の〔第一〇回と〕同じ実験では、出血は凝血で止まり、動脈の傷は第六回の実験とほぼ同じように閉鎖した。「六週間後には完全に治癒し、動脈の外面には傷跡がなく、内面にも瘢痕はほとんどなかった」。

第一二回の実験では、〔血管鞘を剝がさず〕二分の一周を切るとイヌは死亡した。数回の同じ実験でも死亡した。

第一三回の実験では、〔血管鞘を剝がさず〕四分の三周を切った。イヌがかなり衰弱した後、出血は止まり、動脈は完全に切断したときと同じように閉鎖した。

これらの実験に基づき、ベクラールは次のように結論した。イヌの動脈の傷は、動脈を露出したか否かにかかわらず、穿刺か縦の傷のときだけは自然に治癒した。しかし、横に切った傷の出血は、血管鞘を剝ぎ取ると、いつも致命的だった。血管鞘を残しておくと、傷が四分の一周でも四分の三周でも自然に止血したが、傷が二分の一周のときは必ず死亡した。

傷が四分の三周でも治癒するのに二分の一周で治癒しないことについては、さらに実験が必要だと思う。しかし、ベクラールの実験では、急に失血して失神したことにより、一、二例のイヌが助かっている。ベクラールはおそらく次のように考えている。すなわち、ヒトの動脈の刺傷や縦の切傷は自然に治癒する。しかし、横に切った傷が自然に治ることはなく、治ったとしても、傷が伸びたり歪んだりして出血するだろう。

ベクラールは動脈が後退する距離より広い範囲の血管鞘を取り去れば出血は致命的だという考えを明らかにした。私〔クーパー〕はこの論文の原著にまだ目を通していないが、ベクラールの考えの根拠になった動脈の太さを知りたい。実験材料のイヌの大きさと状態も知りたい。女性が愛好する小型犬の大腿動脈で行った実験の結果は、テリア、セッター、ニューファンドランドなどの大型犬の大腿動脈で行った実験の結果と同じではないからである。

ジョーンズ博士によると、動脈の傷を埋める凝固リンパ液は動脈と周囲組織の両方から流出し、動脈の周囲とくに傷の上に蓄積し、はっきりした腫瘤を形成する。同時に露出された周囲組織には炎症が起こり、凝固リンパ液を流出して傷全体の表面を被い、ほかの外傷から動脈を遮断する。この凝固リンパ液が肉芽になり、動脈の傷はいつも通りに肉芽で満たされて治癒する〔一一六〜一一七頁〕。

二　外科的な止血法

血液が循環するのを知っている人にとっては、動脈の傷の上流を圧迫すると出血が止まる理由は明白に違いない。静脈は動脈と血流の方向が逆なので、静脈の傷は下流を圧迫する必要がある。また、血管には側副枝〔迂回路〕があり、圧迫した部位より上流の動脈と下流の動脈とはつながっているので、上流の圧迫で止血することも多いが、傷のすぐ下流も圧迫しなければ完全には止血しない。圧迫はもっとも合理的な止血法で、もっとも効果的である。ほぼすべての止血法は圧迫法を改変したものにすぎない。ターニケット、緊縛帯、圧迫包帯、アガリクスは、圧迫の原理に従えば止血に役立つ。しかし、烙鉄、腐食剤、収斂剤は作用が異なる。

負傷者の失血死を防ぐため、ケルススは傷に乾いた亜麻布を詰め、その上に冷水に浸した海綿をかぶせ、手で圧迫することを勧めた。これでも出血が続けば、新しい亜麻布を酢に浸して使うことを勧めた。しかし、外用の腐食剤は炎症を起こすので勧めなかったが、作用の弱い腐食剤は使用を認めた。これらの方法でも出血が止まらなければ、傷ついた血管を二カ所で結紮し、その間の損傷部を切り離すことを勧めた。[17]「血が出ている血管をつかみ、損傷部の前後二箇所を縛り、その間を切り離す。血管の断端が引っ込み、傷が塞がるからである」〔一一九〜一二〇頁〕。結紮できず、出血がひどく、大きな神経がなければ、ケルススは加熱焼灼を勧めた。

ガレノスも結紮止血について述べた。ガレノス以前にもアルキゲネスやルフォスなどが結紮止血について述べている。しかし、昔はほとんど結紮は行われなかった。収斂剤や腐食剤などのいろいろな止血剤が勧められたので、結紮止血が広まることはなかったと考えられる。止血剤は信頼できなかったので、結紮の利点を知る機会が多ければ、昔の外科医は切断術に結紮を用いていたに違いない。しかし、結紮は行われなかったので、かなり後になってもアルブカシスは患者の失血死を恐れて手首の切断は行わなかった。

パレは切断術で必ず結紮止血を行った最初の人といわれている。しかし、それを非難されたので、著書『弁明と旅行記』で穏やかに反論し、結紮止血は古代から行われていると述べ、関連する多くの記述を引用した。合併症の多い切断術に有用と考えて結紮をはじめて採用したのは神の思し召しだったと述べている。

切断術で古代人がもっとも信頼した止血法は切れた血管と周囲組織の焼灼だった。焼灼した部分には多かれ少なかれ厚い痂皮ができ、血管の傷をふさぎ、出血を防いだ。しかし、後で痂皮が剝がれて再び出血することがよくあり、焼灼する前より止血が難しくなった。焼きゴテが熱すぎると、コテといっしょに痂皮が剝がれた。現在は止血に焼灼は用いられず、圧迫も結紮も行えないまれな場合にだけ行われている。イギリスでは焼灼は完全に論破されたといわれているが、フランスでは現在でも優秀な病院外科医が副鼻腔や口腔の止血に焼灼を用いている。

昔の外科医は沸騰したテレビン油に浸したプレジェットを出血部に当てることもしていた。当然ながら、この方法はかなり前に廃止された。

1　収斂剤や腐食剤などによる止血

ルドランは著書『外科手術論』で、血管の断端に正確に当てれば、硫酸塩やミョウバンのボタンは切断術の止血に役立つと述べている。ハイスターは前腕の切断に結紮よりも硫酸塩を勧めた。アガリクスと海綿もその止血作用が高く評価されている。塩化鉄溶液などのあらゆる種類の鉱酸は、強い腐食作用のある薬物として広く勧められている。これらは最近になって発見された効果的な止血剤であるかのように説明されているが、何世紀も昔の人がすでにこれらを試しており、そのほとんどは昔の本にみつけることができる。昔から知られているというこの事実はとくに注目に値する。実際に用いると、とくにかなり太い動脈の出血に用いてみると、出血はうまく止まらないので、効果的な止血剤だという説明は信用できないことが明らかだからである。止血剤が有用なのは小動脈の出血を止めるときだけで、太い動脈の出血を止めるときは信頼できない。[18]

冷気には間違いなく止血効果がある。私〔クーパー〕がいうのは冷気が血管の収縮をうながすという意味である。というのは、どの止血剤も血液凝固には関与しないが、止血剤は血液を凝固させるという誤った考えが少なくないからである。創面のすべての動脈を結紮することはよくあるが、傷が空気にさらされている限り、出血は抑えられる傾向にある。しかし、傷の両壁を合わせ、患者を安静にすると、一時間もしないうちに再び出血し、包帯交換を強いられる。傷は再び空気にさらされ、出血は再び止められる。こうしたことが精巣を切除した後の陰囊と乳房を切除した後の胸壁でよく起こる。こうした例で取るべき処置は、傷を何度も開くことではなく、湿った亜麻布を患部に当てて表面から蒸発させ、止血するのに十分な温度に下げることである。

どの止血剤も多かれ少なかれ刺激性なので、賢明な臨床医は新しい傷に止血剤は用いない。しかし、化膿している傷の出血では血管の収縮する性質がなくなっているので、これらの外用薬が止血によいことがある。

2　圧迫による止血

前述したように、効果的な止血法はすべて圧迫止血の原理に従っている。加熱焼灼〔烙鉄〕、化学焼灼〔腐食剤〕、止血剤〔収斂剤〕の作用は違う。二つの焼灼法の作用は、壊死組織をつくって血管の傷口をふさぐ。止血剤の作用は血管の収縮をうながす。ここでは圧迫止血のいろいろな方法を検討する。

プティは一七三一年の止血に関する論文で、確実といわれる方法でも圧迫しなければうまくいかないことを証明しようとした。腐食剤を用いたときも患部に圧定布で固定し、動脈の血圧に対抗して痂皮の剥離を防いだ。プティは、圧定布を用いなければ出血が続き、適切な圧迫で痛みが取れても、痂皮の脱落が頻繁に起きるはずだと考えていた。プティの考えでは、血管の傷口を指先で圧迫することは出血を止めるのに有用な方法で、指と断端の関係が維持できればほかには何も必要なかった。それゆえ、その関係を維持するため、指の働きを確実に代行し続ける器械を発明した。この器械は二重のターニケットで、切断した動脈の断端の圧迫と動脈の傷より上流の中枢側の圧迫を行う。血管の断端は圧迫し続け、中枢側の圧迫は創傷処置を行うときや断端を圧迫しないときにだけ

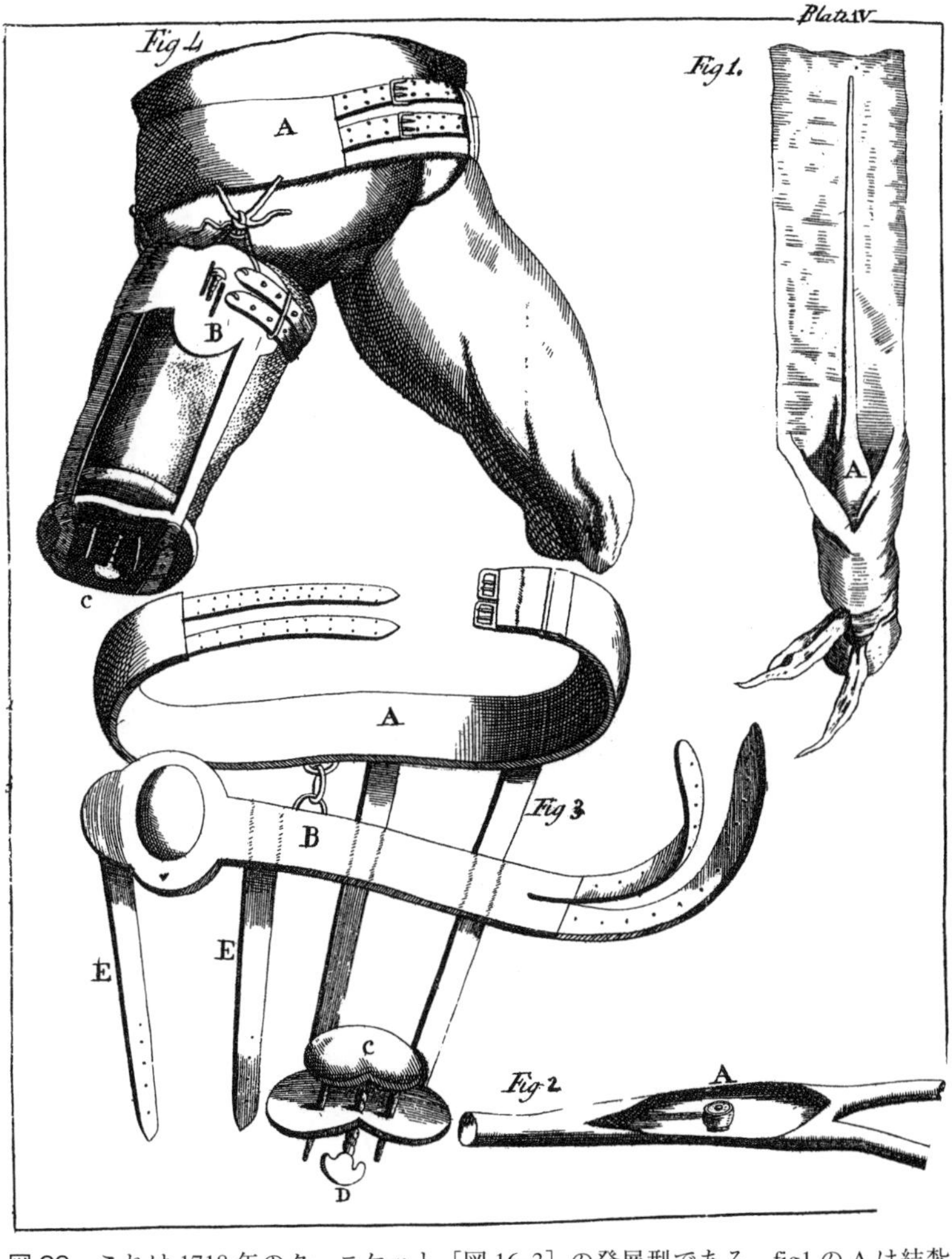

図 29　これは 1718 年のターニケット［図 16–3］の発展型である。fig1 の A は結紮時の血栓。fig2 の A は動脈の傷口をふさぐ凝血。fig3 は器械の全体像で、fig4 はこの器械を着用したところ。A は腰帯。B は大腿動脈を圧迫するターニケット。C と D は断端を圧迫するターニケットで、帯 E で固定する。Southwell T: Medical Essays and Observations being Abridment. vol 1, p. 392–393, 1764

行った。この器械の図版と説明がプティの一七三一年の論文にある〔図28〕。

かつて外科医は創腔に亜麻布やシャルピー〔麻糸の束〕を詰め、その上に圧定布を当てて包帯をきつく巻き、出血する血管を圧迫した。現代の臨床医は、新しい傷の創面の間に異物を入れないほうがよいのをよく知っているので、すでに述べたやり方にこだわる。つまり、創面を合わせれば、〔創面が圧迫されて〕出血が抑えられ、傷の治癒は遅れるどころか、むしろうながされることを知っている。

特定の血管ではなく無数の小血管からの出血ならば、結紮するより圧迫したほうがよい。結紮したければ創面全体を結紮しなくてはならない。創面を正確に合わせ、その上に圧定布を当てて包帯をきつく巻き、効果的な圧迫を加えればよい。ただし、きつすぎて患肢の血流が止まってしまわないように注意する。

太い動脈の出血が圧迫によって止血できるのは、動脈が骨の上を通っているときである。橈骨動脈や側頭動脈の出血がその例になるが、この止血の失敗例は多く、橈骨動脈の失敗例は私〔クーパー〕も見たことがあるので、この圧迫を勧めることにも試すことにも私は消極的である。瀉血で上腕動脈が傷ついたときは、圧迫止血が試みられる。結紮するには動脈を露出する手術が必要なので、この場合は結紮よりも圧迫のほうが望ましい。

〔瀉血による上腕動脈の傷のような〕太い動脈の小さな傷には、次のような治療が行われる。まず、ターニケットを巻いて血流を押さえ、傷口の縁を寄せ合わせる。大きさの違う圧定布を何枚も重ねて錐体状にし、錐体の先端を正確に動脈の傷に合わせて当てる。次に、この「錐体圧定布」[20]を包帯で固定する。

かつて私はプルトニー大通りの若い女性の浅在手掌動脈弓の傷をこの方法で治療した。出血が多かったが、見える傷はとても小さかったので、私は傷口を圧定布で一、二日の間強く圧迫し続ければ止血すると考えた。最初に亜麻布を当てて包帯を巻いたが効果はなかったので、ファージング貨〔直径二〇ミリ〕から半クラウン貨〔三二ミリ〕まで数種類の貨幣を亜麻布に包み、最小の貨幣を傷のすぐ上に置いて傷を被った。次に、ほかの貨幣を重ね、全体を包帯で固定し、吊り輪で腕をできるだけ安静にした。三日後にこれを取り去っても出血は起こらなかった。この例では、手掌筋膜があるので圧定布で血管を直接圧迫することはできなかったと思われる。しかし、この例から分かるように、直接圧迫しなくても、傷口からの出血を完全に止められれば、動脈の傷は圧定布で治すことができる。

圧迫で止血するには傷口が大きすぎる場合、手の血管の断端からの出血を止める唯一の確実で最善の方法は尺骨動脈を切断して結紮することだが、傷口の圧迫はやはり必要だろう。私は手の動脈への対処に成功した外科医を見たことがない。傷口を圧迫するほかに、血流を弱めるため、傷より上流の血管の走行に沿って長方形の圧定布を当てる外科医がいる。この方法でどんな効果が得られるとしても、腕の血行に起こる問題よりよい効果なのだろう。しかし、錐体圧定布をうまく当てれば、たぶん出血はなく、動脈の走行に沿う圧迫布は不必要に違いない。

出血が止まったら、ターニケットをゆるめる。上腕動脈の傷だったことが疑われれば、手首の脈を触れ、きつい包帯で前腕の血流が止まっていないことを確認する必要がある。腕は吊り輪で安静にし、二四時間しても出血がなければ、治癒が期待できる大きな根拠になる。私が別の著書で図解[20]したプレンクの発明した圧迫止血の器械は、上腕動脈を肘のところで圧迫するが、上腕の全周を締めないので前腕の血流は止まらない。

上述した例や損傷血管を骨の上で圧迫できる例を除けば、太い動脈の出血に圧迫止血を好む者はいない。圧定布がずれたり、包帯がゆるみ、出血が致命的になることがあるからである。もっと大きな危険は、圧迫したところから先の患肢が壊死することである。圧迫止血を行うときは、すぐ締められるように、ターニケットをゆるめに巻いておくとよい。しかし、皮膚の傷が治っても、動脈の傷はふさがらず、偽性動脈瘤ができることがある。

3　ターニケットによる止血

出血が四肢の太い動脈で起これば、動脈の傷は上から直接圧迫するのに都合がよく、ターニケットを慎重に当てれば、間違いなく出血はすぐに止めることができる。

一七世紀後半にターニケットが発明されるまで、外科はまったく不完全な技芸だった。患者を危険な目に遭わせなければ、四肢に大きな手術はできなかった。外傷の多くは致命的だったが、この簡単な器械の助けがあれば、それほど大きな危険はなかった。

この器械の発明者については、いろいろな国のいろいろな外科医が挙げられている。誰が発明したにしろ、はじめて公表されたものはきわめて簡単なものだった。あまりに簡単なので、なぜもっと早く発明されなかったかと思うほどである。四肢の本幹動脈に小さなパッドを当て、その上から四肢にヒモを二回ゆるく巻く。このヒモの輪に棒を通してヒモをねじる。こうすれば抹消血管への血流は完全に止められる。

スクルテトスの『外科医の宝庫』には橈骨動脈をネジで圧迫する自作の器械の図があるが〔図20〕、一般にこの種の器械はプティがはじめて発明したと考えられている。プティはネジ式圧迫器をヒモの輪と組み合わせたターニケットを完成し、これによって本幹動脈を強く圧迫することを可能にした〔図16の3〕。

近代的なターニケットの利点は、きわめて正確に安定した圧力をかけられることである。おもにパッドが置かれた本幹動脈の通るところに作用する。圧力の維持に助手の助けは必要としない。四肢の血流は完全に止まる。簡単にゆるめたり締めたりできる。新たな出血が急に起こる恐れがあるときは、患肢にゆるく巻いておき、必要があればすぐに締めることができる。しかし、この有用性は四肢に限られ、本幹動脈の血流を止めるのに必要な圧力は静脈血の還流を妨げるので、長時間の使用は壊死を起こさざるを得ない。ターニケットが有用なのは、急な大量出血を一時的に止めるときだけ、すなわち外科医が恒久的な止血を実施するまでの間だけである。

三　結紮に関するジョーンズ博士の研究

昔の人はターニケットをまったく知らず、結紮《けっさつ》のことは知っていても結紮の正しい利用法を知らなかったが、結紮以外に確実な止血法を知っているわけでもなかった。現代の視点でみれば、大きな手術が行われても、不完全な手術だったので、患者の命は延びるより短くなる可能性が大きかったといえる。こうした状況では、昔の臨床医が止血剤の発明に尽力したことは驚くことではない。しかし、現在では、結紮は昔の方法よりも安全で痛みの少ない方法であることが分かり、もはや止血の特効薬を探す必要はない。

実際、外科では次のことが当たり前になっている。すなわち、太い動脈の出血では、止血剤は用いるべきではなく、結紮をすぐに行うべきで、正しく行えば、結紮はあらゆる方法の中でもっとも簡単で安全な止血法である。

動脈のもっともよい結紮法を理解してもらうため、まず動脈に対する結紮の影響をジョーンズ博士の記述に従って説明する。

1　結紮糸の早期除去〔一時結紮〕

ジョーンズ博士はエディンバラのトムソン博士から教えられ、周囲組織を巻き込まずに動脈を結紮すると、どんな例でも結紮糸で血管の内膜が切れることを学んだ。また、この事実はドゥソーがはじめて報告したと教えられた。トムソン博士はジョーンズ博士に結紮糸で内膜と中膜が切れたヒトの動脈標本を見せた〔一二六頁〕。

(1)ジョーンズの実験

これが発端になり、ジョーンズ博士はイヌとウマの動脈で実験を行った。すなわち、内膜と中膜が切れるほど強く動脈を結紮し、そのすぐ後で糸を取り去ると、動脈は結紮部の上流と下流の最初の分枝までは通れたが、結紮部はまったく通れなくなった。それゆえ、ジョーンズ博士は次のように結論できると考えた〔一三五頁〕。

ヒトで同じことを行ってもイヌとウマと同じように動脈は閉塞するだろう。また、それが成功すれば、大手術に利用できる。最近、動脈瘤の手術で開発された重要な改良〔ジョン・ハンターの近位血管結紮術〕は多くの外科医にとって動脈瘤の手術を簡単で安全なものにしたと思われる。しかし、上述した方法でヒトの動脈を閉塞することができれば、手術創がすぐに癒合するのを防ぐために何か行う〔排膿管を置く〕必要はなくなるので、動脈の結紮糸を残すことは動脈瘤の治癒に無益なのではないだろうか？

ジョーンズ博士の次の疑問は「この方法は、動脈では血液の流路をふさぐが、気管支瘤の例でも役に立つのではないか?」ということだった〔一三六頁〕。

(2)ホジソンの実験

しかし、最近ホジソン氏が行った〔結紮した直後に糸を除去する〕実験はジョーンズ博士と違って成功しなかった。すなわち、ホジソン氏[21]はイヌ二例の頸動脈で実験したが、二例とも管腔は閉塞しなかった。ほかにも何人かの外科医がイヌとウマの動脈で同じ実験を繰り返した。しかし、ホジソン氏の知る限り、これらの実験でも管腔の完全閉塞に成功した例はなかった。ホジソン氏は次のように述べた。

この〔結紮して動脈壁を壊す〕手術では凝固リンパ液が必ず流出すると思われる。それゆえ、動脈の〔管腔をはさんで〕向かい合う創面が癒着しないのは、癒着するまで接した状態を維持しないからである(トラヴァースの論文を参照)[22]。ふつうの結紮法では、糸を除去しないので、創面が接した状態は維持される。ジョーンズ博士の実験が成功するには、向かい合う創面が接した状態を維持し、管腔を通る血流に抵抗して完全に癒合すればよいだけだと思われる。これには圧迫が役立つだろう。しかし、手術創の底部で動脈の向かい合う創面を接した状態に保つ必要があり、そのような圧迫は大きな困難を伴うので採用できない。トラヴァース氏によれば、動脈を数時間だけ結紮し続ければ、創面は十分に癒着し、管腔は確実に閉塞する。また、その後で結紮糸を除去すれば、糸による不都合は避けられる。動脈の結紮による不都合は糸が異物として動脈壁に起こす炎症による。結紮後二四時間以内に炎症による潰瘍は観察されなかった。また、少なくとも六時間の間、創面が接した状態を維持すれば、凝固リンパ液が器質化するには十分だった[23]（ジョーンズの第四章一節）。

それゆえ、傷ついた動脈の創面が三、四時間接するだけで確実に癒着するならば、傷の治癒をうながすことにより、〔結紮糸による〕潰瘍形成と壊死はかなり防げる。トラヴァース氏はこの理屈に基づいて実験を行い、ウマの頸動脈を結紮し続ける時間を六時間、二時間、一時間に分け、管腔が癒着して閉塞するのに必要な時間を確かめた。ヒトの正常な動脈でも同じ結果が得られると思われた。

(3) ハッチンソンの実験

一八〇〇年にハッチンソン[24]氏はイヌ二匹の上腕動脈を結紮した直後に糸を除去した。この手術の後、二匹とも動脈の内腔は完全に閉塞した。一八一二年一一月に彼は船員の膝窩動脈瘤にトラヴァース氏の六時間後に結紮糸を除去する結紮法を行った。大腿動脈の下に二本の結紮糸を通し、約四分の一インチ離して二カ所で〔簡単にほどける〕引き結びで結紮し、動脈瘤との間は切り離さずに置いた。動脈瘤に残る動きは波状運動だけになった。結紮してから六時間後に手術創を慎重に開き、動脈に触れないように注意し、結紮糸をほどいて除去した。三〇秒もしないうちに動脈は血液でふくれ、動脈瘤の拍動は手術前のように強くなった。ハッチンソン氏は再び二本の糸で結紮した。その後、出血が起こった。下肢を切断したが、患者は死亡した。

拍動がもどったのを見てハッチンソン氏が結紮し直したことから、動脈は六時間では閉塞せず、例の大問題はまだ解決していないことが分かる。すなわち、〔結紮糸が除去され〕血流がもどったとき、凝固リンパ液の流出と癒着性炎症によって血管が閉塞するのかという問題である。出血が起きたことについては、患者の動脈が四回の結紮と二回の抜糸による混乱と刺激に耐えなければならなかったことを考えれば予想されたことだと思う。

私〔クーパー〕の考えでは、結紮は一回だけにし、除去するべきではない。また、結紮法の種類に関する説明はなく、前述した結び方の利点については判断に必要な情報がない。結紮、糸の除去、再結紮は、故ジョーンズ博士が説いた賢明な原理に反しており、動脈の潰瘍形成と出血を起こしたが、ハッチンソン氏のほかには報告がない。結紮糸を除去することの可否に関する情報については、本事典の Aneurysm の項を参照していただきたい。

2　結紮の影響

ジョーンズ博士の実験から分かる結紮による最初の影響は、内膜と中膜の完全な切断、向かい合う創面の隣接、管腔内の血流の途絶だろう。動脈の結紮部には間違いなく少量の血液が停滞するが、必ずしもすぐに凝血ができて管腔が凝血で満たされるわけではない。多くの場合、最初は細い凝血ができるだけで、これに新しい凝血が付着して徐々に太くなる。それゆえ、凝血はいつも最初は円錐状をしており、円錐の底部は動脈の結紮部にある。しかし、ジョーンズ博士が述べているように、凝血の形成は重要ではない。というのは、結紮した直後に動脈の結紮部で炎症が起こり、傷ついた管腔の内面が結紮によって隣接して癒着し、この部分の管腔が通れなくなるので、最初はやや円錐状の袋になる。凝血の底部をくっつけるのは流出した凝固リンパ液である。凝固リンパ液は動脈の膜の間にも断端周囲の組織にも流出する。しばらくすると、結紮部の外膜に潰瘍ができる。長い結紮糸が排膿管として作用し、動脈の上に流出した凝固リンパ液の層に小さな孔が生じる。結紮糸が残っている限り、この孔からは少量の膿が流出する。最後に、結紮糸そのものも脱落し、糸が通った後にできた空洞に肉芽が生じ、空洞は肉芽で満たされる。手術創が治ると、動脈の結紮部を少し越える厚くて固い蜂窩組織が残される〔一五九〜一六一頁〕。

要約すると、ジョーンズ博士が列挙したように、動脈をきちんと結紮すれば、次のような影響がある〔一六三〜一六四頁〕。

①動脈の内膜と中膜が切れ、〔管腔をはさんで〕向かい合う創面が密接する。

②血液が動脈の分枝に流れる。

③分枝が結紮のすぐ近くにないときは管腔に凝血が形成されるが、分枝が近いと凝血形成は妨げられる。しかし、分枝が近くても〔向かい合う創面の〕癒着は妨げられないことに注目すべきである。

トラヴァース氏(25)がウマとイヌの動脈で行った実験では、太い分枝の近くで結紮したが、血管は無事に閉塞した。

④動脈の内膜と中膜が切れて炎症が起こり、さらに凝固リンパ液が流出し、内膜の向かい合う創面がくっつき、内腔が通れなくなる。同時に、この部分の動脈の外面にも炎症が起こり、凝固リンパ液が流出して厚くなる。また、周囲組織が露出と損傷によって炎症を起こし、凝固リンパ液を流出して動脈を被い、手術創の創面になる。

⑤結紮糸が動脈に直接触れるところ、つまり動脈の外膜に潰瘍が形成される。

⑥動脈壁だけでなく、動脈の内腔も結紮部の上流と下流の分枝の間が完全に閉塞する。

⑦分枝が太くなる。

3　結紮の方法

動脈はほかの軟部組織と同じ組織からなるので、癒着や潰瘍などの変化は同じように起こる。それゆえ、ほかの軟部組織を癒着させるときの注意は動脈でも守るべきである。血管は結紮によって癒着する状態になる。すなわち、結紮すると内膜と中膜が切れて創面が接着し続けるので、ほかの組織の創面と同じように、癒着性炎症によって創面が癒合する機会が与えられる。結紮直後の止血は結紮の役割の中でも初期の一時的なものにすぎない。もっとも重要な役割は、動脈の切れた内膜と中膜を癒着させ、それによって永久的な止血を起こすことである。

(1)ジョーンズの実験

ジョーンズ博士が述べたように、結紮糸の太さと形、平たいか凸凹かは、あまり注目されなかった。しばる力も考慮されなかった。糸の脱落を防ぐため強くしばる外科医がいれば、動脈の切断や糸の切断を避けるため血液が漏れない程度にしかしばらない外科医もいる〔一六七頁〕。

平たい糸は動脈の内膜と中膜に癒合する傷をつくりにくい。平たい糸は血管を均等にしばれず、シワがより、内膜と中膜に不規則な挫傷をつくる。また、動脈の外膜をかなり広く被うので、血管全体を破壊して内膜の創面にまで達し、炎症が避けられなくなる。傷が治癒するときでも、平たい糸は新たに癒合する部分の外膜にあるので、炎症によって外膜にできる潰瘍はこの部分にも及び、当然ながら再出血が起こる〔一六八頁〕。

凸凹の糸は内膜と中膜の切れ方が不完全なところができる。しかし、創面の癒合を確実にするのは凝固リンパ液と考えられ、凝固リンパ液は血管壁から流出するので、内膜と中膜は完全に切れなければならない〔一六九頁〕。

また、糸をしばる力が不十分だと、動脈の内膜はきちんと切断されない。また、糸が押されてずれることがあり、再出血を起こしがちだとジョーンズ博士はいう〔一七一頁〕。

ジョーンズ博士は丸くて丈夫な糸が最善と考え、動脈の内膜と中膜の切断に必要な力はきわめて小さいが、内膜だけを切る力より強くしばったほうがよいと付け加えた。創面を確実に接触させ、糸の脱落を早め、これから癒合する部分に潰瘍が及ぶ危険が減るからである〔一七二頁〕。

ジョーンズ博士は拍動が強いと糸が血管から外れることがあるという考えに反対した。彼のような鋭い観察者が反対したことを知り、私〔クーパー〕は心からうれしく思う。実際、結紮する前と同じ勢いで血流が動脈の結紮部にぶつかり続けることはない。血流はすぐに分枝に向かい、結紮したところに拍動は見えない。糸が外れる原因について、ジョーンズ博士はもっと合理的に説明し、動脈にきちんとかかっていない手際の悪い結紮、十分に強くしばっていない結紮、輪が歪んで血管を確実にとらえていない結紮などを挙げた〔一七三頁〕。

ジョーンズ博士によれば、動脈瘤の手術で動脈瘤の前か後の一カ所だけ結紮して動脈を切り離さないときに起こる再出血の原因には次のことが考えられるという。第一に、血管に病気があること。第二に、血管拡張部をいろいろなものが圧迫すること。第三に、結紮の結び目がゆるむこと。最後に、内膜と中膜が切れるほど結紮が強くないことである。結紮が弱いと、徐々に潰瘍が進行し、当然ながら出血が起こり、潰瘍の進行によっては前よりひどい出血になる〔一七五〜一七六頁〕。

(2)スカルパの実験

これらのことから、スカルパ(26)が太い糸を用いた理由は理解できる。しかし、血管の内膜が切れないように、糸と血管との間に布きれをはさむという彼の考えは反対されるに違いない。というのは、太い動脈を結紮する手術では、創内の異物とくに動脈に触れる異物はできるだけ減らすべきだという原理があるからである。それゆえ、何かはさむならコルクや木片より布きれのほうがよいという考えには賛同してもよいが、クッションになって挫創をつくらないので、何かはさむことには反対しないというスカルパの考えには同意できない。

ヒトと動物は構造が違うので、動物実験が人体実験と同じ結果になるとは限らないことが知られている。拍動の強弱、血液の凝固能、全身と局所の興奮性の強弱、癒着性炎症や潰瘍の起こりやすさ、これらの条件により、同じ実験でも動物によっては正反対の結果が得られる。それゆえ、結紮糸と血管との間に布きれを置いたとき、細くて丸い糸と太くて平たい糸のどちらが最善かという問題を解くのは、ジョーンズ博士の実験でもスカルパやミスレイ〔ミラノの獣医〕の実験でもなく、人体に施した手術である。この事典が支持した〔異物を減らす〕原理は広く認められており、この都市でこの原理が理解されず守られていなかった昔より、今は再出血が少ないことを知れば、この原理に疑問をもつ者はいない。（本事典の Amputation, Aneurysm, Arteries, Ligature の項を参照）

4　結紮するときの注意

ジョーンズ博士の考えでは、動脈が切離されなければ、切り離した動脈が血管鞘内に引っ込むことによる利点は得られないが、それは凝固リンパ液の素早い大量流出で代償される。リンパは結紮した血管と周囲に流出し、結紮糸そのものも被う。再出血の原因には動脈をほかの組織といっしょに結紮することもあるが、これは内膜の切断が妨げられてリンパが流出しないからである〔一七六

〜一七七頁〕。

ジョーンズ博士によると、患者が不用心にも異常な運動をすると、治ったばかりの動脈の傷が開いたり裂けたりして再出血が起こるという。それゆえ、太い動脈を結紮したら、患肢を絶対安静にせよと主張した〔一八二頁〕。

(1) まとめ

結論として、こうした結紮の注意を実用的な規則とともに述べる。

①太い動脈の結紮は、ほかの組織を結紮に巻き込まないように周囲組織から動脈をできるだけ剝離した後、剝離していない動脈に近いところで結紮する。

剝離する理由は、結紮にほかの組織を巻き込むと、激痛が起こったり、血管の傷の癒合が妨げられるからである。また、糸と動脈の間にある組織が壊死したり潰瘍になると、すぐに結紮はゆるみやすくなる。結紮糸は血管壁を囲む輪状の窪みをつくり、脱落せずに長く残ることもある。

血管の組織はほかの組織と同じなので、結紮部に続く傷ついた動脈が治癒するのは、栄養血管から供給を受け続けるときだけで、栄養血管は分枝血管の枝である。それゆえ、動脈を周囲組織から剝離した部分の中央で結紮するのは不利である。周囲組織に囲まれた〔剝離していない〕動脈にできるだけ近いところで結紮するほうが有利である。

細い血管は、結紮の仕方を気にしなくてもよく、気にする必要もない。

②切れた動脈が太く、開いた傷口がよく見えるときは、その動脈をつかみ、断端を創面から少し持ち上げるほうがよい。血管が細いときは、フックが血管をとらえるのにもっとも便利である。

③外科医が血管をつかんだら、助手は血管に糸を回し、前述した注意に従って結紮する。糸を結ぶときは、糸で血管を引き上げないように、傷口の上で糸の端をできるだけ水平に引っ張る。このとき親指で引くのが最善である。次に結び目をつくる。

④結紮糸は創内で必ず異物になるので、血管から脱落した結紮糸を除去するため、糸の端を一本だけ残して〔創外に垂らし〕、他端は結び目の近くで切って除去する。

本事典の Amputation の項でも結紮糸に関する注意を説明したが、最近、[27] 創内の異物をできるだけ減らすという考えから、結紮糸の両端を結び目の近くで切る試みが行われている。これが成功するにはきわめて細い絹糸を使う必要がある。

⑤太い動脈が切れたときは二カ所で結紮する必要があり、ひとつは動脈の傷より上流、もうひとつは下流を結紮する。結紮後に血液は、側副枝〔迂回路〕を通り、心臓から離れた〔下流の〕動脈に流入する。

⑥太い動脈を穿刺しただけの傷をうまく圧迫できないときは、まず皮膚を切開して血管を露出する必要がある。次に目付き消息子〔結紮針〕で血管の下に二本の糸を通す。一本の糸は出血点より上流、もう一本は下流をしばる。この出血の項と Aneurism の項で説明した原理に注意する。

⑦結紮糸が自然に脱落するのは、一般に太い動脈では約二週間後、中位の動脈では六、七日後で

ある。この日数を超えても脱落しないときは、包帯交換する度に〔創外に垂らした〕糸を軽く引っ張り、脱落をうながすとよい。しかし、これには十分な注意が必要である。というのは、ジョーンズ博士がいうように、糸が固着している限り、強く引っ張ると閉鎖したばかりの動脈の断端に多かれ少なかれ力がかかるが、糸は断端だけでなく動脈のほか部分（外膜）ともつながっているからである〔一六二頁〕。

(2)出血傾向

ちょっとした傷でも大出血になりやすい者がいる。ブラグデン氏が一八一七年に報告したのはその例で、抜歯で致命的な出血を起こした。[28] 患者は二七歳の男性で、こどものときも抜歯後の穴から出血して二一日後に止血したことがあった。頭部を軽く切ったときも大出血し、圧迫したり、止血剤や結紮を用いても出血が止まらなかったので、純粋なカリウムで止血する必要があった。再び虫歯を抜去したとき、大量に出血し、止血剤や腐食剤など、あらゆる手段を使ったが止血しなかった。加熱焼灼しても止血しなかった。患者が危険な状態になり、ほかには方法はなかったので、ブロディ氏が頸動脈を結紮した。この方法でも出血は止まらず、患者は死亡した。[29] 抜歯後の穴からの出血を止める方法については、エディンバラ内科外科雑誌に報告がある。

ヒルによる瀉血後の出血はきわめて止めにくいことがあり、それが原因で死亡する例、とくにこどもの例がある。[30] ふつうの止血法が無効なときに最近行われている止血法〔針圧止血法〕は、細い縫い針を傷のそばに刺し、傷の反対側に針先を出し、針の回りに糸を絡めて引き絞り、咬み傷を閉鎖する。この試みは成功だった。

むすび

出血についてさらに知りたい者は、本事典のAmputation, Aneurysm, Arteries, Ligatures, Woundの項を参照していただきたい。すでに引用した文献のほかにも下記の文献が参考になる〔文献(31)〜(41)〕。

文　献

（1）Bell J: Principles of Surgery. vol 1, p. 142, 1804

（2）Jones JFD: A Treatise on the Process Employed by Nature in Suppressing the Hemorrhage from Divided and Punctured Arteries. p. 6, 1805°

（3）Morand S-F: Sur un Moyen d'Arrêter le sang des Arteres, sans le secours de la ligature. Mém de l'Acad Royale de Chirurgie, vol 2, p. 220–232, 1753

（4）Jones JFD: Op. cit. ［ジョーンズの著書は一八〇五年に書かれたことに注意。当時は細胞説も組織学もまだなく、ジョーンズのいう「蜂窩組織」は現代の結合組織にほぼ相当する］

（5）Petit JL: Dissertation sur la manière d'arrester le sang dans les hémorragies, avec la description d'un machine ou bandage propre à procurer la consolidation des vaisseaux, après l'amputation des membrs, par laseule compression. Histoire de l'Académie Royale des Sciences, p. 85–102, 1731

・M. Petit le Médcin: Dissertation sur les moyens dont on s'est servi, et dont se sert presentement pour arrêter les hemorragies causées par l'ouverture des veines et des arteres dans les playes. Histo de l'Acad Roy des Sci, p. 31–50, 1732

・Petit JL: Second mémoire sur la maniére d'arrêter les hémorragies, contenant deux observations qui prouvent que le sang s'arréte par un caillot. Histo de l'Acad Roy des Sci, p. 388–397, 1732

・Petit JL: Troisiéme mémoire sur les hémorragies. Histo de l'Acad Roy des Sci, p. 435–442, 1735

（6）Morand S-F: Sur les changements qui arrivent aux artères coupées, où l'on fait qu'ils contribuent essentiellement à la cessation de l'hémorragie. Histoire de l'Académie Royale des Sciences, p. 321–328, 1736

（7）Sharp S: Operations of Surgery. 2nd ed., p. 1, 1739

（8）Pouteau C: Sur les moyens que la nature emploie pour arrêter les hémorragies et pour aider l'effet des ligatures.

Mélanges de Chirurgie. p. 299–335, 1760
（9）Gooch B: Chirurgical Works. vol 1, 1792
（10）White C: Cases in Surgery with Remarks. Part the first, p. 171, 1770
（11）Aikin J: Cases in Surgery with Remarks. Part the first, p. 177–198, 1770
（12）Kirkland T: An essay on the methods of suppressing hemorrhages from divided arteries. 1763
（13）Bell J: Op. cit.
（14）White C: An Account of the Topical Application of the Spunge, in the Stoppage of Hæmorrhages. 1762［オークのアガリクスの学名はAgaricus quercinus、ホコリタケはLycoperdon perlatum。丸めた海綿について、ホワイトは「海綿球には興味深い特性があり、最初は軽く押しつけただけでも、出血があれば海綿球は血液を吸収して膨脹し、出血する動脈と接触し続けて膨脹するほど圧迫力が強まり、必要なだけ強くなる」と述べている］。
（15）Petit JL: Op. cit., 1735
（16）Excerpt: Beclard on wounded arteries. Quarterly Journal of Foreign Medicine and Surgery, vol 1, p. 25–28, 1819.［Béclard PA: Recherches et expériences sur les blessures des artères. Mém de la Soc méd d'émulation 8: 569, 1816］
（17）Celsus AC: Celsus on Medicine. Book 5, Chap 26, 1834
（18）Daniel de La Roche（1743–1812）Encyclopédie méthodique. Chirurgie. tom 2, p. 298, 1792
（19）Petit JL: Op. cit., 1731
（20）Cooper S: The First Lines of the Practice of Surgery. p. 63, Plate I, 1815
（21）Hodgson J: A treatise on the diseases of arteries and veins, containing the pathology and treatment of aneurisms and wounded arteries. xix, p. 230–231, 1815. 出血に関する有用な記述が多い。
（22）Travers B: Observations upon the ligature to arteries and the causes of the secondary hemorrhage. Med Chir Trans 4: 438–468, 1813
（23）Jones JFD: Op. cit. p. 138–139

（24） Hutchinson AC: Some practical observations in surgery. p. 102–125, 1816

（25） Travers B: Further observations on the ligature to arteries and the causes of the secondary hemorrhage. Med Chir Trans 6: 632–662, 1815

（26） Scarpa A: Mémoire on the ligature of arteries. p. 44, 1813

（27） Lawrence W: A new method of tying the arteries in aneurism, amputation, and other surgical operations. Med Chir Trans 6: 156–208, 1815

（28） Blagden R: Case of a fatal hæmorrhage. Med Chir Trans 8: 224–227, 1817 ［血友病という病気が知られるようになったのは一八二八年に遺伝性の出血傾向が hemorrhaphilia と命名されてからで、この病名は後に hemophilia に短縮された］。

（29） Cullen P: Extract of a letter from Peter Cullen. Edinb Med Surg J 15: 156–157, 1819 ［下記はこの文献の全訳。

シーアネス在住の外科医ピーター・カレン殿の手紙の抜粋。最近の月刊誌などの定期刊行物では抜歯による厄介で致命的な出血に関する記事を見るが、そんな緊急例で成功したきわめて簡単な止血法を提案させていただく。こうした例のほとんどで効果的だろうと思う。まず、抜歯後に出血が続く歯槽の穴の大きさに合った小さなコルク栓を手にとる。次に、丸めた布を硫酸塩の溶液に浸してコルクの先端につけ、出血する穴にこのコルクをはめ込むように押し込み、患者に向かい合う歯で噛んでもらい、出血が止まるまでの間そのまま押さえさせる。ほとんど即座に止血する。この止血法はターニケットと同じで、必要ならば、ほかの止血法をいっしょに用いることができる。しかし、ほかの止血法が必要になることはほとんどない］

（30） White, Anthony: A case of hæmorrhage which terminated fatally from the application of a leech. London Medical Repository and Review 11: 23–26, 1819 Jan

（31）Larrey JD: Mémoires de Chirurgie Militaire. tom 2, p. 379, 1812
（32）Pelletan P-J: Mémoire elémentaire sur le hemorrhage. in Clinique Chirurgie. tom 2, p. 240–309, 1810
（33）Richerand ALC: Sur les maladies des artères in Nosographie Dhirurgicale. tom 4, p. 24–132, 1815
（34）Léveillé JBF: Des plaies du coeur et des artéres. in Nouvelle Doctrine Chirurgicale. tom 1, p. 253–317, 1812
（35）Crampton P: An account of a new method of operating for the cure of external Aneurism, with some Observations and Experiments illustrative of the effects of the different methods of procuring the obliteration of Arteries. Med Chir Trans 7: 336–367, 1816
（36）Langenbeck: Bibliothek für Chirurgie. Band 1, 1806
（37）Thomson J: Lectures on Inflammation. p. 250, 1813
（38）Thomson J: Observations made in the British Military Hospitals in Belgium. p. 42–48, 1816
（39）Scarpa A: A treatise on aneurism, with numerous additions, and a Memoir on the ligature of the principal arteries of the extremities. transl. by Wishart JH, 2nd ed., 1819
（40）Béclard PA: Recherches et Expériences sur les Blessures des Artères. Mémoire de la Société Médicale d'Émulation 8: 569, 1817
（41）Cross J: A case of amputation, with some experiments and observations on the securing of arteries with minute silk ligatures. London Medical Repository and Review 7: 353–364, 1817［NEJM 6: 252–264, 1817 July 1］クロスは動脈結紮と糸を結び目の近くで切ることの有用性を確かめる実験について述べている。この実験はイヌとロバの頸動脈で行われた。この方法で行った切断術の後、断端の治癒は遅く、数カ月の間に小さな膿瘍形成を繰り返した。

ま

や

ら

さ

事項索引

や

ら

わ

な

は

人 名 索 引

あ

〈訳者略歴〉

川満富裕（かわみつ・とみひろ）

1948年　沖縄県に生まれる

1975年　東京医科歯科大学を卒業後、一般外科を経て、小児外科を専攻

1984年　獨協医科大学越谷病院小児外科講師

1998年より終末期医療に従事

2013年　青葉病院院長

現在　三軒茶屋病院勤務

主な著書　『鼡径ヘルニアの歴史——なぜこどもと成人で手術法が違うのか』
W・J・ビショップ〈改訳新版〉『外科の歴史』『創傷ドレッシングの歴史』
C・J・S・トンプソン『手術器械の歴史』
J・ブラウン『ラブと友たち——手術に立ち会ったイヌ』
（以上、時空出版）

止血法《しけつほう》の歴史《れきし》

二〇二〇年三月一〇日　第一刷発行

著　者　S・C・ハーヴィ

訳　者　川満富裕

発行者　藤田美砂子

発行所　時空出版

〒112-0002　東京都文京区小石川四-一八-三

電話　東京〇三（三八一二）五三一三

https://www.jikushuppan.co.jp

印刷・製本　株式会社理想社

ISBN978-4-88267-070-4